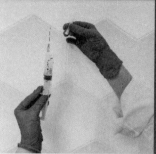

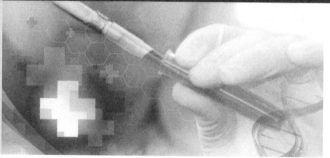

新编护理操作规范与管理

编著◎刘　新　杨　艳　毛燕飞　周　艳
　　　胡晓琳　栾凤珍　王歆蕙　刘新杰

吉林大学出版社
·长春·

图书在版编目（CIP）数据

新编护理操作规范与管理/ 刘新等编著. -- 长春：
吉林大学出版社，2023.11
ISBN 978-7-5768-2279-3

Ⅰ．①新… Ⅱ．①刘… Ⅲ．①护理－技术操作规程
Ⅳ．①R472-65

中国国家版本馆CIP数据核字(2023)第200727号

书　　名	新编护理操作规范与管理 XINBIAN HULI CAOZUO GUIFAN YU GUANLI
作　　者	刘　新 杨　艳 毛燕飞 周　艳 胡晓琳 栾凤珍 王歆蕙 刘新杰
策划编辑	邹燕妮
责任编辑	赵黎黎
责任校对	于　莹
装帧设计	海华文化
出版发行	吉林大学出版社
社　　址	长春市人民大街4059号
邮政编码	130021
发行电话	0431-89580028/29/21
网　　址	http://www.jlup.com.cn
电子邮箱	jldxcbs@sina.com
印　　刷	长春市中海彩印厂
开　　本	787mm×1092mm　　1/16
印　　张	8
字　　数	220千字
版　　次	2023年11月 第1版
印　　次	2023年11月 第1次
书　　号	ISBN 978-7-5768-2279-3
定　　价	128.00元

编 委 会

前　言

护理学是医学科学的一个重要组成部分，是以基础医学、预防医学、康复医学及相关的社会科学、人文科学等为理论基础的一门综合性应用学科，它与人的健康密切相关。随着社会的发展和科学技术的进步，护理学已逐步由"以疾病为中心"转变为"以患者为中心"，从而向"以人的整体健康为中心"的方向发展，不断对人的生命过程提供全面、系统和整体的护理。

本书对呼吸系统疾病、循环系统疾病、消化系统疾病和神经系统疾病，以及内分泌系统疾病、泌尿系统疾病、骨科疾病、血液科疾病和妇产科疾病的疾病知识、护理方法和健康教育等进行了全面探索，内容丰富，重点突出，有较强的指导性。

由于编写经验和组织能力所限，加之时间有限，书中难免有不足之处，欢迎广大读者批评指正。临床使用过程中，建议读者在参考本书时根据临床实际情况判断，以避免产生疏漏。

刘　新

2023 年 8 月

目 录

第一章 呼吸系统疾病的护理

第一节 肺大疱的护理

肺大疱是由于各类因素导致肺泡腔内压力升高，从而导致肺泡壁破裂，互相融合，在肺组织内形成含气囊腔，直径＞1 cm。

一、病因及病理

肺大疱一般是继发于小支气管的炎性病变(如肺炎、肺结核或肺气肿)，还有一些起因明的特发性肺大疱。小支气管发生炎性病变后出现水肿、狭窄，管腔部分阻塞，产生活瓣作用，空气进入肺泡后不易排出，从而导致肺泡腔内压力升高，炎症破坏肺组织，肺泡壁及间隔破裂，互相融合，从而形成较大的含气囊腔。肺大疱有单发和多发两种类型。单发通常表现为继发性肺炎和肺结核，多发通常表现为肺气肿，并且大疱和周边出现气肿样改变的肺组织往往分界不明。肺大疱多见于肺尖和肺上叶边缘，根据肺大疱的形态和与正常肺组织的关系，通常可将肺大疱分为3种类型，见表1-1。

表1-1 肺大疱的分类

类型	名称	作用
I型	窄基底肺大疱	突出于肺表面，并有一狭窄的蒂部与肺实质相连。常单发，也可见多个大泡呈簇状集中构成。常见于肺上叶，壁薄，易破裂形成自发性气胸
II型	宽基底表浅肺大疱	位于肺实质表层，在脏胸膜与肺组织之间。肺大疱腔内可见结缔组织间隔，可见于任何肺叶
III型	宽基底深部肺大疱	结构与II型相似，但部位较深，周围为肺组织，肺大疱可伸展至肺门，可见于任何肺叶

二、临床表现

大泡的数目、大小和是否伴有肺部基础疾病是影响患者的症状主要因素。较小的、数目少的单纯肺大疱可没有症状，偶尔在肺部CT或X射线胸片检查时发现。体积大或多发性肺大疱可出现胸闷、气短等症状，也有患者出现咯血和胸痛等症状。

气胸是肺大疱的主要并发症，其次为继发感染。合并自发性气胸时，患者常出现突发胸痛、喘憋、咳嗽和呼吸困难，患胸叩诊出现鼓音，听诊呼吸音减弱或消失，严重时出现气管向健侧移位。部分可出现突发的自发性血气胸，大部分是因为气胸发生时胸膜腔粘连带撕裂引起小血管破裂。

除气胸症状外，还有失血症状(如头晕、面色苍白、心悸等)。继发感染时出现咳嗽、咳痰、寒战、高热等症状。

三、辅助检查

肺大疱的主要诊断方法是胸部X射线。X射线显示肺野内大小、数目不一的薄壁空腔。腔内肺纹理稀少或仅有条索状阴影，大的肺大疱周围会出现因受压而膨胀不全的肺组织。胸部CT检查可进一步确诊。

1

四、治疗原则

肺大疱目前是不可逆转的肺部病损，没有有效的药物治疗方法。无症状者一般无须治疗。严重者需行手术治疗，适应证有：①肺大疱破裂引起自发性气胸或血气胸者；②肺大疱体积大、明显压迫邻近肺组织，症状明显者；③肺大疱反复感染者。

目前，现阶段的肺大疱手术都可以在胸腔镜下完成。体积较大的肺大疱应于其基底部正常肺组织处行肺楔形切除，以完整切除肺大疱；不能完整切除的肺大疱，可以切开肺大疱，对漏气部位进行缝合，多余的大疱壁切除，缝合切缘。较小的或靠近肺门的肺大疱可行结扎、缝扎或电凝灼烧等处理。除受累肺叶的肺大疱外几乎正常组织，根据患者呼吸功能情况可以考虑肺叶切除术。

五、护理评估

（一）术前评估

1.健康史

（1）一般情况：询问患者年龄、性别、婚姻和职业、有无吸烟和被动吸烟史、吸烟的时间和数量等。

（2）家族史：了解家庭中有无肺部疾病、肺癌或其他肿瘤。

（3）既往史：了解患者有无手术治疗史；有无传染病史等；有无其他伴随疾病，如糖尿病、冠状动脉粥样硬化性心脏病（冠心病）、高血压、慢性支气管炎等；有无肺炎、肺结核或肺气肿等。

2.身体状况

（1）主要症状与体征：评估患者有无咳嗽、咳痰，痰量及性状；有无疼痛，疼痛的部位、性质；有无呼吸困难。

（2）辅助检查：了解 X 射线胸片、CT 及其他有关手术耐受性检查有无异常发现。

3.心理—社会状况

了解患者对疾病的认知程度，对疾病有何顾虑；了解患者家属对患者的关心程度、支持程度，家庭对手术的经济承受能力。

（二）术后评估

1.手术情况

了解患者手术、麻醉方式与效果、肺大疱切除情况、术中出血、补液、输血情况。

2.康复情况

（1）评估患者生命体征是否平稳，呼吸状态如何，切口引流是否通畅，营养状况是否得以维持或改善等。

（2）评估患者术后有无出血、感染、肺不张、心律失常等并发症。

3.心理—社会状况

了解患者有无紧张；康复训练和早期活动是否配合；对出院后的继续治疗是否清楚。

六、常见护理问题

（一）气体交换受损

与疼痛、胸廓活动受限有关。

（二）疼 痛

与肺组织损失有关。

（三）潜在并发症

肺部感染或胸腔感染。

七、护理目标

(1)患者能维持正常的呼吸功能,呼吸平稳。

(2)患者的疼痛得到缓解或控制,自述疼痛减轻。

(3)患者的病情变化能够被及时发现和处理,未发生肺部感染或胸腔感染。

八、护理措施

(一)术前护理

1.配合医生完善术前检查与准备

2.改善营养状况

以增强患者机体抵抗力,可进食高蛋白、高维生素、高热量饮食,有利于术后康复。

(二)术后护理

1.维持有效的气体交换

保持呼吸道通畅,对于胸闷、气促、呼吸困难的患者应及时给予吸氧。

2.减轻疼痛与不适

当患者咳嗽时,协助或指导患者及其家属用双手按压患侧胸壁,以减轻咳嗽引起的疼痛。患者疼痛剧烈时,遵医嘱给予镇痛药。

3.预防肺部感染和胸腔感染

(1)密切监测体温:观察体温波动,若有异常,及时通知医师并协助处理。

(2)胸腔闭式引流管的护理:保持胸腔闭式引流管通畅,定时挤压引流管,防止引流管受压、扭曲和阻塞;观察记录引流液颜色、性质和量;定时更换引流瓶,更换时严格遵守无菌技术操作规程。

(3)切口护理:观察切口有无渗出,保持切口敷料清洁、干燥。

(4)协助患者咳嗽咳痰:协助患者翻身、咳嗽,必要时给予叩背,促进痰液咳出,预防肺不张或肺部感染等并发症。

4.体位护理

病情平稳者取半坐卧位并经常更换体位,以利于引流和呼吸。

(三)健康教育

1.疾病知识

告知患者本病的病因、常见临床表现。

2.疾病康复

坚持进行有效深呼吸,预防肺部感染。

3.出院指导

生活规律,劳逸结合,加强锻炼,增强机体抵抗力。

九、护理评价

(1)患者的呼吸功能是否恢复正常,有无胸闷、气短、呼吸困难等症状。

(2)患者疼痛是否减轻或消失。

(3)患者的病情变化是否被及时发现和处理,并发症是否得到有效预防或控制。

十、案例

(一)一般资料

1.现病史

患者万某某,男性,27 岁,于 2022 年 3 月 8 日 16:01 主因突发胸闷、气短伴咳嗽、咳痰 5 日入院。患者自诉于入院前 5 日无明显诱因突发胸闷、气短，夜间气短症状明显，并伴有咳嗽、咳痰，呈阵发性咳嗽，咳白色泡沫痰，痰量少，易咳出。于 2022 年 3 月 6 日就诊于当地卫生院，行胸部 X 射线检查提示："右侧胸腔大量气体，肺不张"，未给予任何治疗。患者及家属为求进一步治疗，于 2022 年 3 月 8 日遂就诊于我院。急诊查胸部 CT 提示：右侧大量气胸，右肺中叶及下叶受压不张，右肺上叶多发肺大疱。急诊以"自发性气胸"收住我科。于 2022 年 3 月 8 日 19：20 在全麻胸腔镜下行"右肺大疱切除术"，右侧胸腔留置两根胸腔闭式引流管。2022 年 3 月 18 日术后第十日，患者神志清，精神欠佳，生命体征平稳，听诊：左肺呼吸音清，右肺呼吸音低，无胸闷、气短，切口敷料完整无渗出。胸部切口疼痛，给予止疼治疗后，疼痛缓解可耐受，右侧胸腔前、后引流管通畅，有血性液引出。给予二级护理，普食。今日跌倒/坠床风险评分 35 分，压力性损伤风险评分 23 分，生活自理能力评分 95 分。

2.既往史

既往体健。无手术、外伤史。无食物、药物过敏史。否认家族性遗传病史。

3.生活习惯与自理程度

食纳好，睡眠好，二便正常。饮食起居规律，吸烟 10 余年，未戒烟。无饮酒史。未婚。与家人同住，无宗教信仰。

4.心理—社会评估

患者及家属愿意配合治疗。家庭关系和睦，经济状况良好。

(二)辅助检查

1.心电图

正常心电图(3.8)。

2.胸部 CT 平扫

右侧大量气胸，右肺中叶及下叶受压不张，右肺上叶多发肺大疱(3.8)。

3.胸部 X 射线片报告

肺大疱切除术后，两肺下叶少许炎性病变(3.10)；两肺下叶炎性病变(3.12)。

4.化验检查

(1)血常规检查(术前和术后)：表 1-2。

表 1-2 血常规检查

项目名称	3.8	3.14	参考范围	单　位
白细胞计数	9.48	9.63 ↑	3.5~9.5	10^9/L
血红蛋白浓度	194 ↑	190 ↑	130~175	g/L
血细胞比容	0.548 ↑	0.53 ↑	0.4~0.5	-
淋巴粒细胞	24.7 ↑	17.5 ↓	20~50	%
中性粒细胞	6.55 ↑	6.8 ↑	1.8~6.3	10^9/L

(2)血气分析(术前和术后)：表 1-3。

表 1-3 血气分析

项目名称	3.8 结果	3.9 结果	参考范围	单　位
氯	112 ↑	111 ↑	96~108	mmol
葡萄糖	7.5 ↑	9.2 ↑	3.89~5.83	mmol
全血氧含量	11.0 ↑	10.6 ↑	8.4~9.9	mmol
离子钙	0.92 ↓	0.87 ↓	1.15~1.29	mmol
总二氧化碳	15.1 ↓	15.0 ↓	130~175	mmol
二氧化碳分压	28.8 ↓	31.9 ↓	35~45	mmHg

项目名称	3.8 结果	3.9结果	参考范围	单 位
剩余碱	- 4.1↓	- 6.4↓	- 3～3	
氧分压	68.2↓	76.7↓	83～108	mmHg
氧饱和度	92.7↓	94.3	93～98	%

余凝血七项、传染病四项等无特殊。

（三）目前诊断
右肺大疱切除术后。
（四）治　疗
1.化　痰
羧甲司坦片0.5 g，口服，tid(ter in die＝three times a day，一日三次)。
2.止　痛
洛芬待因缓释片3片，口服，bid。
3.消炎抗感染
0.9%氯化钠注射液100 mL＋头孢噻肟钠1.5 g，静脉输注，tid。

第二节　慢性扁桃体炎的护理

一、概　述

慢性扁桃体炎(Chronic tonsillitis)：大多是因为急性扁桃体炎反复发作或因腭扁桃隐窝体引流不畅，窝内细菌、病毒滋生感染而演变为慢性炎症，其好发年龄为7～14岁，是临床上最常见的疾病之一。

二、治疗原则

（一）非手术治疗
非手术治疗适用于4岁以下儿童，鼓励其锻炼身体，保证营养，增强机体抵抗力；适当应用抗生素；采用免疫疗法或抗变应性治疗，如使用具有脱敏作用的细菌制品及增强免疫力的药物等。

（二）手术治疗
对于不可逆的炎症病变，可考虑施行扁桃体切除术。

三、护　理

（一）术前护理
1.术前护理常规
(1)环境要求：病房的温度、相对湿度分别以18℃～22℃、50%～60%为宜，并保持空气流通。
(2)基础护理：①指导家长保持患者头皮皮肤清洁，鼻腔、外耳道清洁、干燥；②患者应着开衫或领口大的衣服，衣物宜宽松，包裹不能过紧，同时要避免受凉。
(3)病情观察：监测生命体征，评估患者专科病情和全身状况，并记录病情变化，发现异常及时通知医师。
(4)健康教育：①应热情接待患者及家属，并耐心向其讲解疾病发生、发展及治疗过程，从而消除患者及家属的心理负担；②加强术前、术后宣教：术前宣教禁食、禁饮的时间，以及备皮的范围。术后宣教病情观察、体位宣教。

(5)术前准备：完善各项术前准备，了解检验检查结果，备皮，做药物皮试。术前一晚根据手术时间遵医嘱禁食、禁饮，术前6～8 h开始禁食(母乳禁食4 h，牛奶和配方奶禁食6 h，淀粉类固体食物禁食6 h，脂肪类固体食物禁食8 h)，禁饮2 h，向家长详细说明禁食、禁饮的时间、目的和重要性，并在床头挂禁食标识，通知停发饮食。

(6)入手术室前准备：更换手术衣裤，排空大小便，去除饰物，并遵医嘱给予术前用药。认真填写手术交接单，查对患者身份、手术名称、手术标识、病历，携带术中用药。

(7)病室准备：按手术、麻醉方式准备床单位及备好术后用物，如氧气装置、心电监护仪、吸引器等。

2.与本病相关的主要护理

(1)评估要点：①健康史及相关因素：询问全身健康状况，有无过敏性疾病病史及药物过敏史，发病前有无急性扁桃体炎、呼吸道炎症反复发作史，以及有无风湿热、急性肾炎等全身性疾病；②症状、体征：询问有无引起口臭及呼吸、吞咽、言语共鸣障碍，有无咽痛、咽部不适、睡眠时打鼾。评估扁桃体大小；③辅助检查：了解血常规、出凝血时间、鼻咽侧位片等检查结果；④心理和社会支持状况：评估患者及家长的心理状况，对疾病的认知程度和对治疗的配合情况。

(2)主要护理措施：保持口腔清洁，教会患儿餐后漱口，以防术后创口发生感染。

(二)术后护理

1.术后护理常规

(1)术后接待流程：①核对患者身份；②将患者安全搬移至病床，并安置合适的卧位；③评估患者意识及生命体征。评估感知觉恢复、四肢活动度及皮肤完整性；④遵医嘱给予吸氧、心电监护；⑤检查切口部位及敷料包扎情况；⑥检查输液通路并调节滴速；⑦与麻醉医师或复苏室护士交接并签字；⑧告知患者及家长术后注意事项；⑨核对并执行术后医嘱；⑩做好术后护理记录。

(2)麻醉清醒期护理：严密观察患者面色，呕吐时将其头偏向一侧，及时清除呼吸道分泌物，保持呼吸道通畅。全麻术后遵医嘱监测心率、呼吸、血压及血氧饱和度。注意安全，安抚烦躁患者，必要时遵医嘱给予适当约束。

(3)病情观察：按手术类别及麻醉方式监测生命体征并记录，有变化随时测量；观察伤口出血情况；密切观察有无眩晕、呕吐、眼震，以及头痛、意识障碍、昏迷等异常情况。

(4)呼吸道管理：评估呼吸、血氧饱和度情况，正确使用氧疗；鼓励较大患者进行有效深呼吸和有效咳嗽，遵医嘱给予雾化吸入、叩背；保证病室温湿度适宜。

(5)疼痛管理：评估患者疼痛的部位和性质，根据年龄采用脸谱或数字疼痛分级法，或者FLACC疼痛评估量表评估疼痛的程度，判断疼痛对患者休息、饮食、情绪的影响；安抚和鼓励患者，指导家长采用讲故事、听音乐等方法来分散患者的注意力；必要时遵医嘱应用镇痛药，并观察药物的疗效与不良反应。

(6)体位管理：待病情稳定后，根据麻醉方式、患儿全身情况、术式、疾病性质和医嘱选择合适的卧位。

(7)活动与安全：保持病房安静、整洁，拉好床栏。协助患者如厕，以防跌倒、摔伤等意外事件发生。保证充分休息，注意天气变化，预防感冒。

(8)饮食管理：术后饮食视手术和患者具体情况遵医嘱执行，做好饮食宣教，评估进食后的反应。

(9)心理护理：关心、爱护患者，帮助患者消除入院恐惧感、陌生感。加强与家长的沟通，向其讲解疾病相关知识、常见治疗方式，以及术前、术中、术后有关注意事项，使其积极配合治疗。

2.与本病相关的主要护理

(1)评估要点：评估切口有无出血、感染、白膜形成或覆盖情况，了解有无疼痛，以及进食情况。

(2)主要护理措施：①保持呼吸道通畅：术后麻醉未清醒期间，取去枕平卧位，头偏向一侧；麻醉清醒后可取平卧位、半卧位或者舒适卧位，也可以适当怀抱，减少患儿哭吵。给予吸氧，必要时吸除鼻咽部分泌物。监测生命体征及SpO_2，观察面色、意识状态的变化。术后避免咳嗽，轻轻吐出口腔分泌物，切勿咽下；②饮食管理：术后饮食视手术和患儿具体情况遵医嘱执行，做好饮食宣教，评估进食后反应；③伤口的观察：观察创口出血情况，唾液中带血丝属正常现象；如持续口吐鲜血，应立即通知医师，并做好患儿及家长的安抚工作。术后扁桃体窝出现一层白膜是正常反应，对创口有保护作用，一般在7～15 d逐渐脱落。术后第2日要鼓励患儿"三多"（多讲话、多进食、多漱口），以增强体力，防止伤口粘连；④伤口疼痛的处理：术后疼痛为正常现象（一般为术后1～10 d），疼痛程度因人而异，并可放射产生耳痛，一般不需服用镇痛药。颈部冰敷或进食冷牛奶有助于镇痛和止血。

(3)并发症护理：①出血：密切观察生命体征、面色、神志等变化，有无频繁吞咽动作，定时监测血压、脉搏，及早发现出血倾向。如失血过多，应采取补液、输血等措施积极治疗，必要时做好再次手术的准备；②创面感染：术后严密监测体温，体温突然升高或术后体温一直持续在38.5℃以上；术后腭弓肿胀，创面无白膜生长，或白膜生长不均；患儿咽痛加剧；下颌角淋巴结肿大、疼痛。遵医嘱正确使用抗生素。做好口腔护理，每日2～3次；保持口腔清洁，嘱患儿进食后漱口。

四、出院指导

（一）自我监测

保持室内空气流通，少去公共场所，增强体质，防止发生感冒。注意口腔卫生，多漱口，防止伤口发生感染。

（二）饮食指导

指导家长注意饮食卫生，适当给患儿增加营养，半个月内给予温凉的半流质饮食，不宜进食粗硬、油炸及大团块食物，以免进食不慎擦伤创面而导致出血。

（三）定期复诊

遵医嘱按时用药，定期复诊。

五、病 例

患儿，男，6岁。于2022年10月28日以"慢性扁桃体炎"收住。

（一）现病史

患者于入院前1年无明显诱因出现反复咽痛不适、睡眠时打鼾、憋气等症状，睡眠时鼾声较大，憋气时间较长。患儿家属未予重视，未接受任何诊治。此次入院前一月，患者上述症状明显加重，伴随反复发热，给予口服药物治疗后症状好转。为进一步诊治，即来我科就诊住院治疗。2022年10月30日，11：00患者出现发热症状，体温37.6℃，急诊查血常规：白细胞计数$12.1×10^9$/L；血沉：红细胞沉降率每小时25 mm；给予患者抗感染、抗病毒等对症治疗后患者再无发热。11月1日复查血常规：白细胞计数$5.49×10^9$/L。于11月2日早晨在全麻内镜下行"双侧扁桃体及腺样体低温等离子切除术"，现术后第三日，生命体征平稳，呼吸规律，切口无出血，唾液中无血丝，双侧扁桃体窝伪膜形成。患儿日常生活自理能力评分90分；小儿坠床/跌倒风险评分10分，存在低风险；儿童压力性损伤风险评分28分，无风险。

（二）既往史

否认肝炎及结核等传染病史，否认药物及食物过敏史，否认重大外伤及其他手术史，否认输血史，预防接种史不详。

（三）生活习惯

患者生长于原籍，活动、饮食、睡眠可，二便正常。无宗教信仰。

（四）心理—社会评估

语言沟通无障碍，愿意配合治疗。患儿家庭关系和睦，经济状况好。

（五）身体评估

T：36.1℃；P：107次/min；R：20次/min；BP：96/60 mmHg，神志清，精神好，发育正常，心肺检查呈阴性。专科检查：双耳鼓膜正常。腺样体肥大，堵塞后鼻孔近2/3。左侧扁桃体Ⅲ度肿大，右侧扁桃体Ⅱ度肿大。

（六）相关化验检查

1.心电图检查

窦性心律。

(1)窦性心动过速。

(2)不完全性右束支阻滞。

2.B超检查

肝胆脾肾未见明显异常。

3.X射线检查

胸部心肺膈未见明显异常。

4.纤维鼻咽镜检查

鼻咽部腺样体肥大，堵塞后鼻孔近2/3。

（七）入院诊断

(1)慢性扁桃体炎。

(2)腺样体肥大。

(3)阻塞性睡眠呼吸暂停综合征。

第二章　消化系统疾病的护理

第一节　肝病的护理

一、肝　癌

(一)疾病概述

1.概念和特点

原发性肝癌(肝癌)：指肝细胞或肝内胆管细胞发生的癌，目前死亡率约为 0.20‰，在恶性肿瘤中列第二位，仅次于肺癌；在消化系统恶性肿瘤中列第三位，仅次于胃癌和食管癌，是我国常见恶性肿瘤之一。

本病可发生于任何年龄，以 40～49 岁年龄组最高，全世界每年新发肝癌患者约 60 万。

2.相关病理生理

(1)根据大体形态可分为 3 种类型：①块状型：最多见，呈单个、多个或融合块状，直径不超过 5 cm。＞10 cm 称巨块型。多呈圆形，质硬，呈膨胀性生长，癌块周围的肝组织常被挤压，形成假包膜，此型极易液化、坏死及出血；②结节型：较多见，有大小和数目不等的癌结节，一般直径不超过 5 cm，结节多在肝右叶，与周围肝组织的分界不如块状型清楚，常伴有肝硬化；③弥漫型：最少见，有米粒至黄豆大的癌结节弥漫地分布于整个肝脏，肝脏肿大不显著，甚至可以缩小。

(2)根据组织学形态可分为：肝细胞型、胆管细胞型和混合型。

(3)转移途径：可通过血行转移、淋巴转移、种植转移等使癌细胞扩散。其中血行转移肝内最早、最常见，肝外以肺最常见。另外，还可以向肾上腺、胸、骨、肾和脑等部位转移。

3.肝癌的病因

肝癌的发病机制尚不确定，目前通常认为肝癌的发生与病毒性肝炎、肝硬化、黄曲霉毒素、饮用水污染和其他因素等有关：

(1)病毒性肝炎：调查显示约 1/3 的患者有慢性肝炎史。

(2)肝硬化：原发性肝癌合并肝硬化者占 50%～90%，病理检查发现多数为乙型/丙型病毒性肝炎后大结节性肝硬化。肝硬化引起肝细胞恶变可能是在肝细胞反复受损后引起再生或不典型增生，从而对各种致癌因素敏感，经多病因、多阶段的损害，多基因突变的事件而发生。在欧美国家，肝癌常发生在酒精肝硬化的基础上。

(3)黄曲霉毒素：黄曲霉毒素代谢产物黄曲霉毒素 B1(AFB1)有很强的致癌作用，流行病学调查发现，粮油、食品受黄曲霉毒素 B1 污染严重的地区，肝癌发病率也相应增高。

(4)饮用水污染：池塘中生长的蓝绿藻素产生的微囊藻毒素，可使饮用水源污染，从而导致肝癌。

(5)其他因素：引起肝癌发生的重要危险因素有硒缺乏、遗传因素、嗜酒、吸烟增加。除此之外，亚硝胺类、偶氮芥类、有机农药等化学物质均可能是致癌。华支睾吸虫感染可引起胆管细胞型细胞癌。

4.临床表现

(1)肝区疼痛：最常见，约一半以上患者有肝区疼痛，多表现为持续性胀痛或钝痛。如果病变侵及横膈，疼痛可扩散至右侧肩膀，如果肿瘤生长速度迟缓，可无痛或轻度钝痛。

(2)消化道症状：常有食欲减退、消化不良、恶心、呕吐。腹水或门静脉癌栓可导致腹胀，腹泻症状。

（3）肝大：进行性肝大为最常见的特征性体征之一。

（4）肝硬化征象：肝癌伴有门静脉高压时可有脾大，脾功能亢进，静脉侧支循环的形成及腹腔积液等表现。腹腔积液一般为漏出液，已有血性腹水出现。

（5）黄疸：黄疸可出现晚期，有阻塞性和肝细胞性黄疸两种，前者多见，后者少见。

（6）恶性肿瘤的全身表现：患者可有食欲减退、腹胀、乏力和发热等全身表现。由于其本身代谢异常，可引起伴癌综合征的表现，如自发性低血糖、红细胞增多症、高血钙、高血脂等。

（7）转移灶：肝癌可向肺、骨和胸腔等处转移。向肺或胸腔转移的患者可出现咳嗽、咯血、气短和胸痛，甚至血性腹水。向骨转移的患者局部出现压痛或神经受压症状。向脑转移的患者出现有头痛、呕吐等表现和神经定位性体征。癌栓栓塞肺动脉及其分支可引起肺栓塞，产生严重的呼吸困难和低氧血症。

（8）并发症：①上消化道出血：约占肝癌死亡原因的15%。肝癌患者常因肝硬化或门静脉、肝静脉癌栓引起的门静脉高压所致食管胃底静脉曲张，如果血管破裂，则表现为呕血和黑便，晚期患者还可因为胃肠道黏膜糜烂合并凝血功能障碍而发生广泛出血；②肝性脑病：通常发生在肝癌的终末期，为最严重的并发症，约1/3病患死亡肝性脑病；③肝癌结节破裂出血：约10%的患者死于肝癌结节破裂出血。破裂可局限于肝包膜下，表现为局部疼痛；如肝包膜下出血迅速增多则形成压痛性包块；也可破入腹腔引起急性腹痛和急性腹膜炎，严重可致出血性休克或死亡；④继发感染：因肝癌患者长期卧床，导致机体抵抗力下降，长期放疗或化疗导致白细胞减少，患者常出现肺炎、败血症、肠道感染和压疮等并发症。

5.辅助检查

（1）肿瘤标志物的检测：①甲胎蛋白（AFP）：AFP是早期诊断肝癌的最特异性的肿瘤标志物，对肝癌的普查、诊断、判断疗效和防止复发等方面有关键意义。肝细胞癌AFP阳性率为70%～90%。在排除妊娠、肝炎、生殖腺胚胎瘤等基础上，AFP检查诊断肝癌的标准是：AFP>500 μg/L持续四周。AFP>200 μg/L的中等水平持续八周。AFP由低浓度逐渐升高不降；②γ-谷氨酰转肽酶同工酶Ⅲ（GGT$_2$）：GGT$_2$在原发性肝癌或转移性肝癌的阳性率可达90%，特异性达97.1%；③其他：异常凝血酶原（APT）、血清岩藻糖苷酶（AFU）、酸性同工铁蛋白等在原发性肝癌时活性增加。

（2）超声检查：对早期定位诊断有较大价值，结合AFP有利于早期诊断。可显示直径为2 cm以上的肿瘤。

（3）电子计算机X射线体层显像（CT）：是目前诊断小肝癌和微小肝癌的最佳方法。阳性率在90%以上，可显示直径>2 cm的肿瘤，结合肝动脉造影，对<1 cm的肿瘤检出率可达80%以上。

（4）肝血管造影：能显示直径>1 cm的癌结节，阳性率可>87%，联合AFP检查通常利于诊断小肝癌。

（5）放射性核素肝显像：有助于肝癌与肝脓肿、囊肿、血管瘤等良性占位病变的鉴别。

（6）MRI：肝细胞癌内部结构特征显示清晰，对子瘤和癌栓的显示有一定意义。主要应用于临床怀疑肝癌而CT未能发现病灶，或病灶性质不能确定时。

（7）肝活组织检查：在超声波或CT检查的引导下可行穿刺癌结节和吸取癌组织，癌细胞（＋），即可诊断。

（8）剖腹探查：对疑似肝癌的患者，经过以上检查还不能明确诊断的，在患者情况允许的条件下，应进行剖腹探查，争取及早诊断并手术治疗。

6.治疗原则

改善肝癌预后的最主要措施是早发现、早诊断。对于早期肝癌患者应可能手术切除，如不能切除者可用多种综合治疗措施。

（1）手术治疗：目前，治疗原发肝癌的首选方法是手术切除。诊断明确者并有手术指征应及早手术。

（2）肝动脉化疗栓塞治疗（TACE）：目前是肝癌非手术治疗的首选方法，可明显提高患者的三年生存率。

（3）无水酒精注射疗法：适用于肿瘤直径＜3 cm，结节数在＜3 个并伴有肝硬化，不能手术治疗者。

（4）物理疗法：有微波组织凝固技术、射频消融、高功率聚焦超声治疗和激光等常见的方法。

（5）放射治疗：主要适用于肝门区肝癌的治疗，适用于病灶较为局限、肝功能较好的早期病例。

（6）全身化疗：肝癌化疗以 CCDP 方案为首选，常用化疗药物有阿霉素类、顺铂、丝裂霉素、5-FU、去氧氟尿苷和卡培他滨。

（7）生物和免疫治疗：近些年来在研究肝癌的生物学特性和免疫治疗方面有一定突破，应用生物和免疫治疗可起到巩固和增强疗效的作用。

（8）中医治疗：对肝癌患者进行治疗时以扶正、健脾和滋阴为主，在改善症状的同时，又能调动机体免疫功能，以减少不良反应，增强治疗效果。

（9）并发症治疗：肝癌结节破裂时，在患者能耐受手术的情况下，应积极争取手术探查，行局部填塞缝合术、肝动脉结扎术、肝动脉栓塞术，进行止血治疗。并发上消化道出血、肝性脑病和感染等时采用相应的治疗方法。

（二）护理评估

1. 一般评估

（1）一般情况：了解患者的年龄、性别及职业，是否住在肝癌高发区等情况；有无病毒性肝炎、肝硬化等病史；有无长期进食霉变食品和亚硝胺类致癌物；饮用水有无受到污染；有无接触过农药、酒精等可疑致癌物；有无肝癌的家族史；有无高血压等其他疾病史，有无过敏史。

（2）患者主诉：有无发热、肝区疼痛、黄疸、恶心、呕吐、腹腔积液和腹胀等症状；出现并发症时有无下肢水肿、胸腔积液、咳嗽、咯血、呕血和便血等症状。

（3）相关记录：体重、体位、饮食、皮肤、腹围和用药等记录结果。

2. 身体评估

（1）头颈部：患者有无肝病面容、贫血貌或黄疸等。

（2）腹部：腹部有无包块（包块的大小、部位、质地和光滑度）、有无肝脏肿大、脾脏肿大；测量腹围，判断患者有无腹水征象；有无肝浊音界上移，有无移动性浊音。

3. 心理—社会评估

患者及家属对疾病的认识程度，对治疗方案与疾病预后的了解掌握程度；患者与家属对疾病预后的恐惧、焦虑程度和心理承受能力；患者的亲属、朋友和同事对患者的关心程度、支持力度；患者的经济承受能力、医疗保障系统支持程度。

4. 辅助检查结果评估

（1）甲胎蛋白（AFP）：评估患者的 AFP 水平有无持续升高；或者有无 AFP＞500 μg/L 持续 4 周；或者 AFP＞200 μg/L 的中等水平持续 8 周。要排除患者妊娠，患有肝炎、生殖腺胚胎瘤等疾病。

（2）超声检查：查看超声检查报告单，评估肿瘤的大小、形态，有无癌栓，有无直径 1～3 cm 的病变，有无占位性病变的血供情况。

5.肝癌治疗效果评估

(1)肝动脉化疗栓塞治疗：①患者肝区疼痛、发热、黄疸、恶心、呕吐、腹腔积液和腹胀等症状有无消失或减轻；②患者有无出现栓塞后综合征，出现腹痛、发热、恶心、呕吐、血清蛋白降低及肝功能异常改变等；③穿刺部位有无血肿及渗血；④患者的体温有无升高，判断是感染还是机体对坏死肿瘤组织重吸收的反应所致。

(2)常用化疗药物治疗效果评估：在应用化疗药物治疗后评估患者的肝癌症状和体征有无消失或减轻，了解药物治疗的效果。患者有无出现化疗药物的不良反应：①局部反应：患者有无静脉穿刺部位疼痛、发红等静脉炎症状。评估患者有无出现局部组织坏死：当刺激性强的药物漏入皮下时可造成局部组织化学性炎症、红肿和疼痛，甚至组织坏死；②骨髓抑制：患者有无出现疲乏无力、抵抗力下降、感染、发热和出血等症状；③胃肠毒性：患者服用化疗药物可引起胃肠道反应，评估患者有无口干、食欲不振、恶心、呕吐、口腔黏膜炎或口腔溃疡等症状；④肾毒性：由于部分化疗药物可引起肾脏损伤，主要表现为肾小管上皮细胞急性坏死、变性、间质水肿、肾小管扩张，严重时出现肾衰竭。评估患者有无出现血压升高、水肿、高血钾、腰痛或血尿等症状；⑤脱发：应用化疗药物 $1\sim2$ 周可引起患者不同程度的脱发，评估患者有无出现这一症状，并告知患者化疗后脱发是可逆的，在停药 $1\sim3$ 月后会生出新发，不用担心。

(三)主要护理诊断/问题

1.疼痛——肝区痛

与肿瘤生长迅速、肝包膜被牵拉或肝动脉栓塞术后产生栓塞后综合征有关。

2.营养失调——低于机体需要量

与恶性肿瘤对机体的慢性消耗、化疗所致胃肠道反应有关。

3.体液过多

与血浆清蛋白减少、门脉压增高、肝内压力增高及水钠潴留有关。

4.预感性悲哀

与患者知道疾病预后不佳有关。

5.有感染的危险

与长期消耗及化疗，放疗而致白细胞减少、抵抗力减弱有关。

6.潜在并发症

(1)肝性脑病：与终末期肝衰竭等有关。

(2)上消化道出血：与合并肝硬化或门静脉、肝静脉瘤栓而发生门静脉高压及胃底静脉曲张等一系列改变有关。

(3)肝癌结节破裂出血：与肿瘤增大、坏死和液化而自发破裂；经外力作用而破裂有关。

(四)护理措施

1.疼痛护理

(1)安静舒适的休息环境：给患者创造一个安静舒适的休息环境，减少各种不良因素的刺激，减轻患者的心理压力，尊重患者，尽量满足患者的要求。

(2)指导并协助患者减轻疼痛：对轻度疼痛的患者，病房应保持环境安静、舒适、温湿度适宜，减少对患者的不良刺激和心理压力；鼓励患者讲述疼痛的感受，并及时给予反馈和安慰，有利于减轻患者的焦虑与无助感，减轻疼痛；指导患者一些放松技巧如深呼吸、与病友交谈、听音乐、文字数字游戏等，有利于缓解疼痛。

(3)采取镇痛措施：疼痛严重的患者，应遵医嘱给予镇静、止痛药物，帮助患者减轻疼痛。可采用疼痛三阶梯止痛法进行止痛，亦可应用镇痛泵，让患者自行控制。护士要注意观察镇痛药物的疗效与不良反应。

(4)病情观察：经常观察患者，注意观察患者疼痛的性质、部位、程度、持续时间及伴随症状，及时发现问题并协助医生处理异常情况。

2.病情评估

(1)观察有无肝区疼痛加重，有无发热、腹腔积液、黄疸、呕血或便血等。

(2)观察有无转移表现，有无肝性脑病先兆表现。

(3)密切观察患者生命体征的变化，询问有无咽痛、咳嗽和腹泻等感染迹象。病房应定期紫外线消毒，加强口腔和皮肤的护理以预防感染。

3.肝动脉栓塞化疗术后护理

由于肝动脉供血量突然减少，产生栓塞后综合征，可出现腹痛、发热、恶心、呕吐及血清蛋白降低、各种酶升高、肝功能异常等改变。应进行下列护理措施。

(1)饮食：术后禁食 2～3 d，进食初期进流质并少食多餐，可缓解恶心、呕吐等不适症状。

(2)穿刺部位护理：穿刺部位压迫止血 15 min，然后进行加压包扎，沙袋压迫 6 h，保持穿刺侧肢体伸直 24 h，并观察穿刺部位有无血肿及渗血。同时，注意观察肢体远端脉搏、皮肤颜色、温度和功能，防止包扎过紧。

(3)栓塞后综合征护理：腹痛 48 h 内，可按医嘱注射哌替啶以减轻疼痛。高热者应进行降温，以防机体大量消耗。

(4)预防并发症：鼓励患者进行深呼吸、排痰，防止肺部感染的发生，必要时吸氧，以提高血氧分压，有利于肝细胞的代谢。防止肝性脑病的诱发因素，若患者出现性格、行为异常，应予以高度重视，及早做有关检查和处理。

(5)注意葡萄糖和蛋白质的补充：应根据医嘱静脉输入清蛋白，适量补充葡萄糖液，并维持水电解质平衡，准确记录出入量，以作为补液的依据。

4.化疗护理

护士应用化疗药时需严格执行"三查七对"，了解预防措施，才能做好化疗患者的护理。

(1)应用抗肿瘤药物的护理特点：①局部刺激大：抗肿瘤药物通常对正常组织细胞有较强抑制作用。如氮芥类药物外渗时，可引起局部皮肤、组织坏死。一旦发生外渗，应立即停药，并适当应用对抗药物，如氮芥外渗用 $Na_2S_2O_3$、长春新碱类用 $NaHCO_3$ 作局部护理；②全身毒性反应大：大部分患者不管是口服还是静脉给药，都会出现消化道、骨髓抑制及免疫抑制等系统症状，程度较为严重时，甚至会成为死因；③要求时间性强：应用抗肿瘤药物时，要求护士有较强的专业技术能力。如阿糖胞苷静脉推注必须 3～5 s 内注完，氮芥性能不稳定，必须 10 s 内注完；④抗肿瘤药物保存条件要求严格：如环磷酰胺储存温度＜32℃，需避光；噻替哌储存温度＜12℃，需避光，干燥；⑤用法局限：长春新碱类不能肌内、皮下或鞘内注射，只能静脉给药；⑥配伍禁忌较多：抗生素类药物不能与青霉素 G 盐合用；⑦不良反应：部分药物要做皮试，阴性者才能应用或试验性注射后才能大剂量使用。应用抗癌药物时，许多患者会有口腔炎或溃疡。

(2)化学抗癌药物的给药途径和护理：①口服药物：需将其包装成胶囊或肠溶性制剂，以防止对胃黏膜刺激，避免药物被胃破坏；②肌内注射：防止对血管的破坏和某些不适合服用的药物，通常使用肌内注射，因此，可以选择长针头进行深部注射，并频繁地更换注射部位从而防止出现硬结；③静脉给药。静脉注射：广泛应用于临床。药物直接进入血管，剂量准确。由于肿瘤患者用药时间长，护士在使用血管时应注意要从远端开始左右上下肢交替使用。必须熟练掌握技术方法，防止药物外渗，导致局部组织坏死，甚至肢体残废。静脉冲入：应用某些化疗药物时，要求在 2～3 min 快速进入体内。用药前先输入葡萄糖溶液或生理盐水溶液，由滴管内注入化疗药物，2～3 min 后，再恢复原滴速。此法常用于丝裂霉素、长春新碱等药物；④动脉注射：适用于晚期不宜手术或复发而局限的肿瘤。在供肿瘤血液的动脉中将药物直接注入，可增高抗肿瘤药物局部浓度和降低全身毒性反应。保持导管通畅，防止气栓、血栓、缺血性坏死或感染的发生；⑤腔内注射：适用于癌性腹水和心包积液。密切观察患者注射后的反应，由病变位置的不同，对患者体位及时更换，从而使药液充分扩散；⑥肿瘤内注射：如临床上治疗膀胱癌患者的方法，多采用喜树碱在膀胱镜下作膀胱肿瘤内注射，与其他方法相比，效果较为显著。

(3)化疗药物反应的观察与预防：①局部反应：抗肿瘤药物如氮芥、放线菌素 D、长春新碱等许多都有很强的局部刺激，如果操作不慎注入皮下，会导致组织坏死甚至难以治愈，注射不当的情况下导致静脉炎的发生。在治疗过程中，向患者及家属做好解释工作、消除心理，讲解药物性质、不良反应，使患者充分了解，以防因患者耐受力强或勉强忍受疼痛，没有告知医护人员，造成不良后果。要一边注射一边询问，及时查看自觉症状及毒性反应。如果不小心将药物注射到皮下，需要给患者注射生理盐水进行稀释，然后使用相应的解毒药物或者是拮抗剂，可以在患者的皮肤上涂抹如意金黄粉，或者是 50%硫酸镁湿敷，6～12 h，或者是使用氢化可的松，冰敷 24 h。大多数抗癌药都会对胃肠道黏膜造成损伤，患者会出现食欲减退、恶心、呕吐、腹泻等胃肠道反应。例如，氟尿卡汀、氨甲蝶呤等，会导致患者经常腹泻、大便出血等症状。大部分患者在初次使用药物时会出现严重的反应，之后会慢慢地缓解。在使用抗肿瘤药物的同时，要注意患者的饮食，要注意食物的营养。对于有严重不良反应的患者，最好将服药时间定在就寝时间或餐后，以避免影响饮食。严重呕吐的患者应该少量进食，并在需要的时候补充水分。在此基础上配合针灸，选择足三里、合谷、曲池等穴位，可以缓解胃肠不适的症状。对呕吐物、腹痛的性质和排便状况进行严密的观察，如有必要，可进行粪便镜检，以便于对患者进行及时的治疗；②骨髓抑制：大部分抗癌药对骨髓抑制都有一定的不良反应，其中白消安、环磷酰胺等会造成白细胞降低，而丝裂霉素、西地那普特等则会造成血小板降低，且随用药剂量的增大，还会造成全血降低，严重时会造成再障。对肿瘤患者实施手术时，应严格按照消毒方法，密切关注患者的温度，防止二次感染，一周检查 1～2 次血象，在白细胞$<3.0\times10^9/L$，血小板$<8.0\times10^9/L$ 时，应停止手术，及时补充血液，同时要注意营养。当白细胞$<1.0\times10^9/L$ 的时候，需要做好防护措施。血小板抑制程度较高的患者不宜使用。要做好预防皮肤损伤的准备工作，还要注意是否有瘀斑、出血点，是否有牙龈出血、鼻衄、血尿和便血等情况。密切关注患者的生命体征，听取患者的陈述，尽量排除引起血管破裂的因素。消化道大出血患者应注意呕吐物和粪便的性质，咳嗽和咳血患者应记录血液的数量和颜色；③皮肤黏膜损伤：因为癌症患者的免疫功能低于正常人群，所以在接受化学治疗的患者中，很容易发生单边带状疱疹，并沿着神经扩散，表现为低热，局部皮肤有灼烧感，以及阵发性神经痛。在使用可能导致皮炎的抗癌药物之前，一定要事先告知患者，并且要提醒患者注意皮肤的异常情况，避免二次感染。可以在医生的指导下进行治疗，也可以在医生的指导下进行治疗。一些药物会导致色素沉着，比如氨甲蝶呤，白消安(马利兰)。当使用烷化剂时，头发脱落是很常见的。掉头发是患者最痛苦的一种不良反应，掉头发秃头时可以配上假发。如果大剂量使用抗代谢药物，可能会导致口腔黏膜出现充血、水肿、炎症和溃疡形成等症状，可以服用适量的叶酸片剂，也可以通过静脉注射叶酸来缓解，症状轻微的情况下，可以用 1∶200 的叶酸溶液来漱口。阿柔比星、博来霉素引起的口腔炎患者应停用药物，如果伴有真菌感染，可使用 3%的碳酸氢钠进行漱口，同时使用制霉菌素 100 000 IU/mL 进行漱口。对于严重的口腔炎患者，必须进行病原菌培养和药物敏感，才能对症治疗。在创面上涂抹锡膏或冰硼粉，然后喷 2%利多卡因，以达到止痛的目的；④由于大部分抗肿瘤药物是通过尿液和胆汁排出体外的，未结合清蛋白的药物会被肾小球过滤，因此需要注意防止毒性反应对肝、肾和心肺造成伤害。其中，丙卡巴肼(甲苄肼)可引起中毒性肝炎，阿柔比星等抗生素和金属药物会引起心电图异常，博来霉素可引起化学性肺和纤维肺等问题。因此，在化疗期间，特别是使用环磷酰胺时，建议患者多喝水以稀释尿液，从而减轻药物的毒性反应。而对于高剂量的氨甲蝶呤，则会因为代谢产物的可溶性差，在酸性环

境中很容易形成黄色沉淀物，所以患者需要适量服用碳酸氢钠以维持尿液的碱性。建议记录24 h的尿量，如果尿量不足，可考虑使用利尿剂，并定期监测肝功能。当使用博来霉素时，需要特别注意观察患者的肺功能，定期进行X射线检查，因为该药物的用药量和不良反应通常成正比，护士必须掌握患者疗程和用药积累量，提高警觉，以便及时发现肺功能不全的症状和体征；⑤免疫抑制：大部分抗癌药在一定程度上抑制了机体的免疫功能。在服用过程中，人体的免疫力会降低，从而导致患者发生感染、出血、皮疹等症状。要密切关注病情变化，做好基础护理工作，尤其是要对会阴部、阴道及其他容易发生感染的部位进行观察，在临床上可以选择1∶5 000高锰酸钾溶液坐浴进行治疗。

(4)并发症的防治：①感染：在化疗期间，患者因骨髓抑制和免疫抑制而出现感染，这是比较常见的一种并发症。一旦出现感染症状，需要及时做血、尿、痰、体液等方面的化验，同时做细菌培养，及时给予广谱抗生素治疗，并根据培养的结果及时调整用药。在出现白细胞减少的情况时，需要在皮肤、口腔、胃肠道、会阴等部位做好防护工作。在饮食方面要做好消毒工作，也可以服用一些不能被肠道吸收的抗生素。在需要的情况下，为患者输血，以补充血液。服用扶正类中药，以增强细胞免疫，维持肾上腺皮质机能；②出血：抗肿瘤药可能会对血小板及其他凝血因子产生作用，使患者有出血倾向。为了止血，有时需要输注血小板。对于浸润骨髓的恶性肿瘤，一定要进行治疗。泼尼松是一种治疗血小板减少症的药物。应立即停药，并给予全血、浓缩血球、血浆扩容等多种止血方法；③血栓：据文献报道，肿瘤患者的血液中存在着一种高凝集作用，即弥漫型血管内凝集作用(DIC)，其主要特征是凝集作用的改变，所以要对患者进行及时的观察，并叮嘱患者要多加休息，提高下肢的抬高，如果出现了血栓，就应该立即给予肝素类的治疗，并给予双咪达莫、尿激酶、丹参等抗血小板及溶栓药物。对于较大的栓子，需要进行栓子切除；④穿孔和阻塞：肿瘤位于或浸润到空腔器官，例如，小肠恶性淋巴瘤，在化疗时会发生穿孔和出血。护士应密切关注并及时发现穿孔血流的征兆，并及时采取相应的治疗方法，以防止穿孔血流的发生。尤其对用药1～2次就有明显疗效的患者，尤其要重视。与此同时，还应该积极地对症处理。

5. 健康教育

(1)疾病预防指导：积极宣传和普及肝癌的预防知识。告诫患者注意饮食和饮水卫生，做好粮食保管，防霉去毒，不吃霉变食品，不饮烈性酒、不酗酒，减少与各种有害物质的接触。应用病毒性肝炎疫苗，预防肝炎。对肝癌高发地区和易患因素存在的患者进行定期普查，防止肝癌发生和早期诊断、治疗。

(2)疾病知识指导：指导患者生活规律，注意劳逸结合，避免情绪剧烈波动和劳累。指导患者保持乐观情绪，建立健康的生活方式，积极参加抗癌协会(Anti Cancer Association, ACA)的活动，给予精神支持，保持积极的生活态度，增强疾病康复的信心。指导患者合理进食，饮食以高蛋白、适当热量及多种维生素为宜。避免高热量、高脂和刺激性食物，戒烟戒酒，避免加重肝脏负担，减轻对肝脏的损害。如有肝性脑病，应减少蛋白质的摄入。做好饮食卫生，预防感染。

(3)用药指导：指导患者按医嘱服药，了解药物的不良反应，忌服有肝损害的药物，定期随访。

(4)及时就诊的指标：告知患者出院后复诊的时间、地点；当出现肝区疼痛、腹胀、恶心、呕吐、腹腔积液与黄疸等症状时要及时就医。

(五)护理效果评估

(1)患者无发热，肝区疼痛减轻、食欲增加、无腹胀、恶心、呕吐和腹腔积液。

(2)患者黄疸减轻，没有出现胆道梗阻症状。

(3)患者肿大的肝脏逐渐缩小。

(4)患者营养状况改善，体重得以维持或增加。

(5)患者心理精神状态良好，树立了战胜疾病的信心。

二、肝包虫病

(一)疾病概况

包虫病又称棘球蚴病,是一种由棘球属绦虫的幼虫棘球蚴寄生引起的严重威胁生命的人畜共患疾病。肝包虫病主要包括由细粒棘球绦虫虫卵感染所致的肝囊型包虫病(HCE)和多房棘球绦虫虫卵感染所致的肝泡型包虫病(HAE),两者分别占97%和3%。感染棘球蚴后,幼虫可寄生于全身多个脏器,如寄生于肺、脑、心脏和肾脏等部位,但主要寄生在肝脏,约占总数的70%。其中,泡型包虫病几乎全部好发于肝脏,病程缓慢,并呈没润性生长,与肝脏恶性肿瘤的生长方式类似,因而被称为"虫癌",10年以上患者病死率高达90%。

随着近年来旅游业的蓬勃发展、人口的流动量增加和犬的数量迅速增长,包虫病已经是危害世界公共卫生和健康的问题。包虫病被世卫组织(WHO)列为2050年控制或消除的17种疾病之一。据WHO推算,全球每年新发肝泡型包虫病病例91%来自中国。中国西部藏区是受肝泡型包虫病危害最为严重的地区之一,直接受威胁人口超过258万,总患病率约1.08%,其中某县包虫病患病率高达12.09%,居全球之首。

(二)病因病理

包虫病的终宿主和传染源是感染的犬、狼和狐狸。感染的途径主要为经口食入。人常因误食终宿主排泄的具有感染性的虫卵和孕卵节片而感染,成为其中间宿主。虫卵经消化道感染至人体后,在十二指肠内孵化为六钩蚴。六钩蚴脱壳而出后,借助小钩吸附于小肠黏膜,并进入肠壁内的毛细血管,经肠系膜静脉系统进入门静脉,随门静脉循环到达肝脏寄生。人群对棘球蚴普遍易感。但人并非最佳的中间宿主,人与人之间不会传播包虫病。细粒棘球蚴在肝内以包虫囊形式呈膨胀性生长,多为单囊结构,由纤维包膜外囊和包虫本体内囊组成。多房棘球蚴在肝实质内呈弥漫性浸润生长,无数直径为0.1~1.0 cm的小囊泡集合形成巨块,常与周围组织分界不清。肝包虫致病过程主要为包虫直接侵蚀、毒性损害和机械压迫3个方面。其病理变化主要因囊肿占位性生长压迫邻近器官引起,其生长速度与寄生部位、患者年龄及病程长短等因素有关。当包虫囊内大量囊液与虫体破入腹腔或胸腔,可引起机体过敏性休克或继发性包虫囊肿。

另外,肝泡型包虫病以出芽的方式或浸润式增殖,陆续出现新囊泡,不但侵犯相邻的组织结构,还会经淋巴和血液转移到腹膜后及脑、肺、骨等远处器官。

(三)临床表现

肝包虫病患者的症状视其寄生虫部位、大小及有无并发症而异。肝包虫病病情呈发展型。早期缺乏临床表现,症状明显时常进入中晚期。当囊肿逐渐增大时,可有饱胀牵拽感,或肝区坠痛或钝痛,伴有上腹部饱胀、食欲缺乏、恶心及呕吐等消化道症状,若压迫到胆道则可引起黄疸、皮肤瘙痒等。若液化空腔继发感染可形成脓肿;巨块病灶侵蚀肝脏,压迫肝静脉引起巴德吉亚利综合征,可合并门静脉高压症、肝功能失代偿,可表现为腹水、脾大、腹前壁静脉曲张和下肢水肿等。如棘球蚴囊肿因外力而穿破,囊液流入腹腔,可有剧烈腹痛、休克、发热及荨麻疹等急性过敏性反应及急腹症。囊内容物破溃入胆道,可引起梗阻性黄疸或反复发作性胆管炎。当球蚴囊肿在肝内广泛浸润和转移时,常有贫血、消瘦、低热及恶病质现象。若转移至肝外如肺、脑等器官,可并发支气管瘘或颅内高压症状。

(四)辅助检查

1.超声检查

具有便捷、无创和低耗的优势,因其准确、有效常作为两型肝包虫病的最佳诊断方法,更是术后随访或疗效判定的最佳方法。肝泡型包虫病病灶内部基本无血流信号,即"乏血供"特点,而病灶周边区可见条状或短棒状的血流信号,在进入病灶边缘处呈"截断状"。

2.CT 和 MRI 检查

CT 和 MRI 检查具有多角度、多参数和高清晰度等优点，可多方位展示肝包虫病灶位置及与血管和胆管的关系，依据三维可视化图像可计算出拟切除范围的肝脏体积，对治疗方案选择、手术方式设计、手术风险预测极为重要。

3.免疫学检测

对棘球蚴病有较高的诊断价值。诊断性抗原的主要来源就是包虫的囊液，其中最常见的几种方法就是酶联免疫吸附试验、间接血凝法和斑点免疫胶体金渗滤法等。

4.肝脏储备功能的评估

对预测预后具有重要意义。肝脏吲哚菁绿试验是目前常规应用的有高敏感度和特异度的方法；肝细胞利多卡因试验及半乳糖排泄试验是方便高效的定量检测方法。吲哚氰绿 15 min 滞留量小于 10% 可视为具备良好肝脏储备功能。

（五）治疗原则

1.肝包虫病的临床诊断

有流行区居住史，或有齿类、犬类或虫卵污染的皮毛、食物等接触史，如从事狩猎和皮毛加工等。结合包虫病的影像学特征、免疫学检测可做出临床诊断。

2.肝包虫病的治疗原则

（1）肝囊型包虫病治疗原则以手术治疗为主，药物治疗为辅。①手术治疗：遵循根治性原则，首选外囊完整剥除术或肝叶段切除术；外囊次全切除术作为次选手术方式；改良式内囊摘除术作为第三选择。肝移植适用于病灶压迫第二肝门，传统治疗方法无法有效改善肝功能等情况。内镜逆行胰胆管造影术（ERCP）检查在肝囊型包虫病致胆道并发症微创诊断与治疗中具有重要临床意义；②药物治疗：包虫病的药物治疗是不可缺少的辅助治疗手段。药物疗程分为术前预防性用药、术后预防性用药及治疗性用药。阿苯达唑是国内外学者共识为有效的首选抗包虫病药物。阿苯达唑推荐剂量每千克体重每日 10～15 mg，一般肝切除术后疗程为 3 个月至 1 年。患者不同意手术或无法耐受手术者，建议长期口服药物治疗，服药期间监测肝肾功能。

（2）肝泡型包虫病治疗原则取决于对肝脏病变进行多学科评估，采取手术、介入、药物进行个体化的联合治疗。①手术治疗：包括开腹肝切除术和腹腔镜肝切除术、局部消融治疗、肝移植、离体肝切除和自体肝移植。对于终末期的病灶巨大、合并胆道及血管侵犯的难治性肝泡型包虫病，可尝试肝脏在体或离体自体肝移植术；②分期根治性肝包虫病切除：对于肝内多个病灶且预计一次切除后剩余肝脏体积不足、术后可能发生肝衰竭者，需采用分期切除模式，包括门静脉栓塞术、经皮肝穿刺胆道引流（PTCD）及 ERCP 等。

（六）观察及护理要点

1.术前观察及护理要点

（1）文化及心理护理：基于肝包虫病的流行病学特点，来医院就诊的患者多为居住在海拔 2 600～3 500 m 以上的同胞。从一个低氧环境到相对高氧的环境中，机体易出现低原反应，表现为疲倦、无力、嗜睡、胸闷或头晕等症状。就诊过程中因语言交流障碍、宗教信仰、社会环境改变及疾病因素，部分患者会产生焦虑、疑惑或恐惧的精神紧张综合征。针对以上情况，做好患者的心理文化评估，给予积极有效的疏导及心理护理措施。病房建立疾病相关的藏汉双语健康宣传册、展板或微信公众号，便于患者在就诊及出院后能及时获得疾病防治和康复相关知识。尊重民族习俗及宗教信仰，允许适当摆放经文、信物，但须告知医院禁止燃香。营造熟悉、关怀的氛围，缓解患者的焦虑及陌生感，使患者能更积极有效地配合治疗，加速其康复。

（2）营养支持：患者术前营养状况的评估和术后营养水平是决定术前术后营养支持的重要判断依据。藏族肝包虫病患者喜欢进食牛羊肉、糌粑及酥油茶等，这些食物易增加胃肠道负担，应鼓励患者进食高蛋白、高热量、高维生素饮食。NRS 2002 是目前应用最广泛的筛查工具，若得分≤3 分代表没有风险，＞3 分代表有营养风险。术前评分＞3 分者应由临床营养师进行会诊，必要时给予肠内营养、肠外支持，以保证足够的营养素摄入。

(3)肝功能评估：常采用 Child-Pugh 分级及吲哚氰绿排泄试验。对于肝功能异常患者，遵医嘱给予静脉保肝药物输注，维生素 K_1 肌内注射，必要时静脉输注入血白蛋白，改善肝功能及凝血功能。

(4)肝包虫囊肿破裂：警惕巨大肝包虫囊肿急性破裂，其可引发不同程度的过敏反应，甚至出现过敏性休克。包虫囊肿破裂常破入胆道，若囊内容物进入肝左、右管及胆总管，形成胆道瘘，表现为"胆绞痛、黄疸、荨麻疹"三联征。严重者可引起急性梗阻性化脓性胆管炎，引起全身中毒症状或休克。若囊液及内容物破入腹腔，可导致急性腹膜炎体征、"包块消失、腹痛、荨麻疹"三联征及移动性浊音阳性。应告知患者及家属尽量避免可能会导致包虫囊肿破裂的因素，如腹部外伤、剧烈运动，预防打喷嚏、剧烈咳嗽、用力排便等腹压升高因素。严密观察患者生命体征和腹部体征，若患者出现右上腹剧烈疼痛、腹膜刺激征、过敏性休克表现，应高度怀疑包虫虫囊破裂，腹部增强 CT 可明确诊断。一旦发生，应积极抗过敏治疗，同时做好急诊手术准备。

2.术后观察及护理要点

(1)常规护理：术后生命体征监测与吸氧、体位与活动、疼痛、伤口观察与引流、饮食与营养同肝癌切除术后护理要点。

(2)并发症的预防及护理：①腹腔内出血：多考虑为凝血功能异常肝断面渗血或血管结扎线松脱所致。肝泡型包虫病患者术中可涉及门、腔静脉修补重建及人工血管置换等技术，术后每日速碧林(那屈肝素钙注射液)或克赛(依诺肝素钠注射液)40～60 IU 皮下注射，可能因抗凝药引起出血。术后应密切观察患者神志、意识、生命体征的变化及腹腔引流情况，动态监测血常规及凝血功能结果指标；②肺部并发症：胸腔积液、肺不张、肺部感染、肺包虫病及支气管胸膜瘘等。临床表现为呼吸急促、呼吸困难、咳嗽、咳痰伴有湿啰音，伴有发热或白细胞增多，结合患者 X 射线片或 CT 影像学检查可临床诊断，肺部感染患者痰培养可查出致病菌。需加强围手术期肺部康复管理，预防肺部并发症。合并肺部感染高危因素(高龄、长期吸烟和慢性肺部疾病等)或痰多、痰液黏稠的患者，术前即开始肺部管理措施，如告知患者戒烟，指导患者进行深呼吸、胸式呼吸、保护性咳嗽咳痰、计量式呼吸训练等肺部康复措施，保持气道通畅。术后予充分镇痛，进行早期床上踝泵运动及下床活动，遵医嘱给予呼吸训练、雾化吸入和振动排痰等措施。加强营养支持，静脉补充人血清白蛋白或口服肠内营养制剂。结合痰培养结果，遵医嘱应用敏感抗生素治疗肺部感染。若出现大量胸腔积液，配合医生行胸腔穿刺引流术。应警惕肝包虫病患者包虫肝外转移，常表现为胸痛、咳嗽、咯血等症状。伴肺部感染者可咳出脓性黄痰，伴有脓臭味。积极改善肺包虫病患者心肺功能及全身情况，配合医生做好胸部包虫病手术准备；③小肝综合征(SFSS)：SFSS 是由于植入肝脏或术后保留肝脏体积过小，难以在功能上满足受者需要而出现的一种临床综合征。术前应采用多种方式综合评估肝脏储备功能及术中切除范围；术中应控制肝门阻断时间及失血；术后采取持续低流量吸氧、合理用药等措施，预防 SFSS 发生。术后患者若出现腹胀、腹水、血氨过高及肝功能异常等症状，应高度警惕 SFSS，可采用体位治疗、血管支架、抗血氨、护肝药物和人工肝治疗等措施；④胆瘘：由手术创面大、肝内小胆管残端破溃引起，或由胆肠吻合口瘘引起，表现为切口或引流管口敷料有胆汁样液体流出，患者出现腹痛、腹胀及发热。严密观察患者切口和引流管的情况及患者腹部体征，也可采集患者引流液进行胆红素检测。若患者出现发热、腹痛和腹膜刺激征，应高度怀疑弥漫性胆汁性腹膜炎。一旦发生胆漏，应保持引流通畅，早期进行充分的引流，胆漏通常会自行停止，不会引起严重后果。较大的胆管漏，胆汁漏出量通常较多，可通过腹腔冲洗和低负压吸引促进愈合；⑤胆道吻合口狭窄及梗阻：为肝包虫病术后远期并发症。监测患者的腹部体征全身反应。常表现为梗阻性黄疸、肝功能下降、恶心呕吐等消化道症状，介入治疗在胆道并发症处置上发挥着重大作用。吻合口狭窄可经球囊扩张后放置支架支撑胆道，对于胆道梗阻患者，可采用内外引流等方式解除患者胆道梗阻症状，改善肝功能；⑥下肢深静脉血栓形成及肺栓塞：术后应动态监测患者血小板变化、凝血功能及患者活动情况。指导患者术后早期活动，预防深静脉血栓形成。卧床期间宜适当抬高下肢，指导患者进行下肢肌肉锻炼如踝泵运动，或使用间歇式压力充气泵以预防深静脉血栓形成，每日 2 次，每次 30 min。若病情允许，鼓励患者早期下床活动。对血栓形成高危患者可使用低分子量肝素抗凝治疗，观察患者有无出血倾向，定期监测凝血功能。观察患者有无单侧下肢肢体肿胀、疼痛、感觉异常等症状，及时告知医生，下肢血管超声可明确诊断。一旦发生下肢深静脉血栓，立即制动，禁止按摩患肢及使用间歇式压力充气泵等治疗措施，配合抗凝或溶栓治疗。警惕下肢深静脉血栓和肝静脉血栓患者，一旦栓子脱落形成肺栓塞，严重者可危及生命。肺血管造影是诊断肺栓塞最准确而可靠的措施。若患者出现胸部濒死样剧烈疼痛、呼吸困难、呼吸及心率增快、头晕目眩或意识丧失等，立即给予卧床、吸氧、维持静脉通道、解痉镇痛、抗凝溶栓等对症支持治疗，严重者予呼吸机辅助呼吸，严密监测患者呼吸、氧合情况如血气分析结果。

（七）健康指导

1.活动及体位

行介入手术的患者术日卧床休息，患肢制动，为促进下肢血液循环，可行踝泵运动，即足背过伸、过屈交替训练，健侧肢体可正常活动。告知患者活动的目的和重要性，指导患者床上活动的方法，如踝泵运动，嘱患者伸展下肢，大腿放松，缓缓勾起脚尖，用力绷紧小腿部肌肉，持续 5～10 s 后放松，每日至少 3 次，每次 5～10 min。督促患者早期下床活动，活动量及时间应量力而行，循序渐进。离床活动时注意预防跌倒。术后第一日辅助患者起坐训练，依次顺序为靠坐、扶坐和床边垂足坐，逐少过渡到床边站立、小范围走动。术后第 2～3 日在前一日基础上增加活动范围及量，如上厕所、病区走廊活动等。应遵循循序渐进、逐渐增加的原则，选择活动最佳时机，增添活动辅助工具，遵循患者意愿，关注患者主诉及表现，如有明显感觉心慌、气紧、明显疼痛及体力透支，以及血压异常、血氧饱和度下降等情况，应立即终止活动。

2.饮食指导

介入术后无胃肠不适也可正常饮食，消融术后 6 h 可开始进食，以清淡、低脂、高纤维饮食为主，遵循半流质、流质和软食循序渐进等原则，注意保持热量供给。鼓励患者多饮水，保持大小便通畅。

3.疼痛及肺康复管理

告知患者疼痛管理的目的和意义，提高患者用药依从性。教会患者正确使用自控式镇痛泵。注意尊重同胞的文化差异，如有不能接受鱼肉或猪肉，可指导其进食蒸鸽蛋、牛肉丸子、豆腐等清淡易消化饮食以补充优质蛋白。纠正患者错误的疼痛观念，如能忍就忍、镇痛药用多会影响智商等。

另外，针对语言沟通障碍的患者，可提供志愿者翻译服务，加强围手术期的活动、饮食等宣教。

（八）出院指导及延续性服务

1.出院指导

对患者开展健康教育，在尊重传统习俗的基础上，引导患者养成健康的生活方式，避免饮用生水，避免食用未经烹调的牛羊肉；减少与狗和其他动物的接触；不要做繁重的工作，并且要经常去医院做检查。挂了导管的患者在出院时要做好防护措施，不要让引流管掉下来，要经常去医院更换引流袋和伤口敷料，以免伤口感染。肝棘球蚴病，即使是手术切除，也存在着一定的复发率，因此，在手术后使用抗棘球蚴药，可以有效地预防棘球蚴病的复发，改善患者的生活质量，延长患者的寿命。在 3～24 个月的时间内，需要在医生的指导下口服阿苯达唑片(10 mg/kg，每日 2 次)。

2.延续性服务

在继续治疗后的第 1 个月，第 6 个月，1 年之后，患者应该重新接受肝功能、B 超及 CT 等检查。随着现代医疗护理技术的发展及快速康复外科理念的兴起，大部分肝包虫病患者在术后早期即可出院。来自西藏等地的藏族同胞出院后直接返回当地治疗或居家疗养。语言沟通交流障碍、文化风俗差异、就医交通不便利、无法坚持口服阿苯达唑等因素增加了院后复查及随访难度。除传统的电话随访方式以外，可结合新媒体，如线上问诊、微信公众号等方式，进行多形式、个性化、全方位指导。

三、肝血管瘤

(一)疾病概况

肝血管瘤是最常见的肝脏良性肿瘤。肝血管瘤临床症状不明显，近年来多在健康体检时被偶然发现。肝血管瘤的发病率为 0.4%～20%，尸检检出率为 0.4%～7.4%，好发于女性，可发生于任何年龄段，40～60 岁是发病的高峰期。

随着人群健康普及、日常体检的广泛开展及影像学技术的迅猛发展，该病的检出率和诊断准确率日益提高。大部分的肝血管瘤较小且生长缓慢，病程可达数年以上，且无恶变倾向，治疗原则以随访观察为主。

(二)病因病理

目前，对于肝血管瘤的病因及发病机制尚不完全明确。肝脏血管瘤一般被认为是由于胚胎期血管生长和分化异常所引起的一种血管性疾病。按肿块的大小和数量，可分为单发、多发和弥漫 3 种类型。以肿瘤所含纤维组织的数量为依据，可以将其划分为硬化性血管瘤、血管内皮细胞瘤、毛细血管瘤和海绵状血管瘤等亚型。大部分的肝血管瘤较小且生长缓慢，病程可达数年以上，无恶变倾向，患者可终生与瘤共存。但后天内分泌因素对血管瘤的生长也有一定的影响。例如，服用避孕药、应用雌激素和孕激素替代治疗、妊娠等情况都可能会导致女性患肝血管瘤，这可能和女性发病相关。

(三)临床表现

肝血管瘤患者通常无明显症状，肿瘤的大小和位置与肿瘤的大小有关。如果肿瘤的直径超过 5 cm，可能会对周围的组织或器官造成压迫。患者的腹部症状以右季肋区疼痛、胀痛为主，部分患者由于左侧肝脏巨大的血管瘤压迫胃肠引起消化不良、恶心、呕吐等，也有少部分患者是由于自发性或创伤性破裂引起的腹腔出血，也有部分患者是腹痛。还有一些患者，是由于巨大的血管瘤或者是肝门的血管瘤压迫了胆管，导致了黄疸，或者是布加综合征。如果肿瘤内部出现了血栓或者坏死，可能会引起一些严重的并发症，比如发热、全身消耗性凝血。血管瘤血小板减少综合征(Kasabach-Merrit 综合征)表现为血细胞过度消耗导致血小板计数下降、凝血功能障碍、出血性紫癜等，文献中也仅见于个别病例报道。

(四)辅助检查

肝血管瘤的诊断目前主要依赖于影像学检查。超声、CT 和 MRI 检查的肝血管瘤诊断准确率分别为 61%、77%和 92%。无症状患者应结合 2～3 种影像学检查综合判定。

1.超声波探伤

对肝脏血管瘤应作为首选的影像检查手段。彩超多呈圆形或椭圆形，高回声边界清楚；弱回声者以网状结构为主。彩色多普勒超音波表现为周围性的血流讯号。其特征是：在动脉期结节、环形增强，并随着时间的推移而向中央扩散，在门脉期和延迟期均有明显的增强，表现为"快进慢出"。

2.CT 和 MRI 检查

在常规的平扫与增强检查中，MRI 对血管瘤具有较高的敏感性和特异性。结果：T_1 和 T_2 增强扫描表现为低、高信号，增强后的 T_2 增强扫描表现为高信号，表现为"灯泡征"。MRI 的强化表现类似于 CT，表现为"快进慢出"。

3.数字减影血管造影

在肝脏血管瘤的诊断中应用不多。如果肿瘤很大，就会出现"结果实"的症状，在动脉期就会出现，而且会持续 20 s 以上，这就是"早出晚归"的典型症状。它对鉴别肿瘤良性肿瘤、恶性肿瘤和并行栓塞治疗具有重要意义。

(五)治疗原则

肝血管瘤原则上以随访观察为主，直径＜5 cm 的诊断明确的肝血管瘤建议多观察。根据《肝血管瘤诊断和治疗多学科专家共识(2019 版)》推荐，以下情况可酌情治疗：伴发症状或者出现严重并发症、瘤体进行性增大、诊断不明确、肝血管瘤导致的严重焦虑等精神症状、需预防性治疗。通常采取外科手术、消融及介入微创手术等治疗方式。

1.手术切除

包括开腹切除和腹腔镜下切除两种方式。近年来，随着内窥镜技术的进步，肝脏血管瘤的外科治疗已逐渐成为一种微创、安全、有效的方法。有关我国手术切除的一例超大血管瘤记录的切除肿瘤体积为 63 cm×48.5 cm×40 cm，重达 18 kg。

2.消融手术

包括射频消融和微波消融两种方式，有经皮穿刺、腹腔镜下和开腹 3 种路径。经皮穿刺路径消融术中出现不可控制的出血时可选择腹腔镜路径消融，必要时行开腹路径消融。

3.肝动脉介入栓塞术(TAE)

采用碘油作为引流器，将栓塞剂引入血管瘤中，在其血窦中富集，引起肿瘤萎缩或坏死，从而实现了对血管瘤的治疗。其特点是：创伤小，费用低，恢复快，近期疗效明确，但长期复发率高。

(六)观察及护理要点

1.术前观察及护理要点

(1)心理护理：肝血管瘤虽是良性疾病，有些患者会感到焦虑，主要表现为对病情恶化的担心、手术存在风险的恐惧及治疗费用的顾虑。此时患者心理正处于高度应激状态。及时恰当的心理护理会缓和其紧张情绪，有助于加速患者身体恢复。做好术前宣教，应告知患者疾病相关知识及配合事项，使者积极主动配合手术。促进患者与恢复良好的病友之间的沟通交流，增强战胜疾病的信心。同时，耐心倾听患者的倾诉，注意观察其病情状况，必要时留陪家属。采用心情量表对患者进行心理评估，针对心情明显抑郁、焦虑的患者，可请心理卫生医生会诊，给予专业心理指导，必要时辅助药物治疗，以改善患者症状。手术前晚可口服阿普唑仑片等镇静药物帮助患者入睡，增强身体耐受能力。

(2)全身准备：改善肝肾功能、营养不良及纠正异常的凝血功能，提高患者对手术的耐受能力。指导患者进食富含维生素、优质蛋白的低脂、清淡饮食。对于伴有术后肺部感染高危因素(如慢性阻塞性肺疾病、支气管扩张等)的老年患者,术前使其练习并掌握深呼吸训练、保护性咳嗽等方法,对已有呼吸道感染的患者,给予抗生素及雾化吸入等治疗。另外,拟行消融或介入栓塞治疗的患者,术前呼吸训练应着重指导患者平静呼吸,配合手术进针,以免治疗过程中误伤周围血管组织导致出血。

(3)预防肝血管瘤破裂出血：肝血管瘤破裂出血是肝癌较为罕见的并发症，多见于巨大或超大血管瘤，或肿瘤位于肝脏边缘者。多与自发或外伤性破裂和 Kasabach-Mcrritt 综合征有关，一旦破裂出血，进展迅速，死亡率高达 60%～75%。应告知患者及家属尽量避免可能会导致瘤体破裂出血的因素，如剧烈运动、剧烈咳嗽等。若肝血管瘤破裂并未突破肝包膜，肝包膜可以起到压迫止血作用，一般不会造成大量失血，一旦突破肝被膜，出血不易控制。严密观察患者生命体征和腹部体征，若患者出现右上腹剧烈疼痛、腹膜刺激征及休克表现，腹腔穿刺抽出不凝血，应高度怀疑瘤体破裂出血的可能，腹部增强 CT 可明确诊断。一旦发生肝血管瘤破裂出血，应积极行抗休克治疗，同时做好急诊手术治疗的准备。

2.术后观察及护理要点

(1)肝切除术后护理

①体位与活动：麻醉清醒前去枕平卧位，头偏向一侧，避免患者呕吐引起误吸。麻醉清醒后，若血流动力学稳定，应抬高床头，半卧位，以降低切口张力，有利于呼吸和引流。

②心电监护及吸氧：术后 1~2 d 持续心电监护，每 2 小时记录生命体征及氧饱和度。半肝以上切除的患者，需低流量吸氧 3~4 d，以提高氧的供给，促进肝细胞再生。

③疼痛护理：手术后根据医嘱正确使用镇痛药物，或采用自控式镇痛泵，以增进患者舒适度。手术后前 3 日，每日进行 2 次疼痛评估，当 VAS≥4 分或患者暴发疼痛时，应立即通知医生，积极采取镇痛措施，且须在患者口服给药 1 h、肌内注射给药 30 min、静脉注射给药 15 min 后对患者进行再评估，并做好记录。

④伤口护理：肝切除术后应保持伤口敷料清洁、干燥、固定，通常每 3 日换药一次，若敷料脱落、污染应及时更换。术后 10~14 d 切口愈合良好方可拆线。

⑤引流管的护理：a.腹腔引流管：标识清楚，采用棉性胶布高举平抬法二次固定，避免引流管受压、扭曲和折叠，定时挤压引流管(从近心端至远心端)，保持引流通畅。准确记录 24 h 引流液颜色、量及性状。定期(每周 2 次)更换引流袋。若引流量逐日减少，引流液颜色正常，应尽早拔除。b.肝部分切除术通常无须安置胃管：若留置胃管，应使用"工"形胶布固定，患者应禁食禁饮。每日 2 次口腔护理，若病情允许，可协助患者刷牙，以保持口腔清洁、湿润。若患者无消化道出血、梗阻、胃潴留等，应尽早拔除胃管。c.留置尿管者：每日 2 次尿道口护理，术后 1~2 d 拔除尿管。

⑥饮食与营养：术后第 1 日给予流质饮食，之后逐步过渡至半流质、普通饮食。饮食应清淡易消化，以低脂、高蛋白、高维生素、高纤维素为原则。对进食少、营养状况差者，可请营养科会诊，给予口服营养制剂，必要时给肠外营养支持。

⑦并发症的预防及护理。

腹腔内出血：密切观察患者神志、意识、生命体征的变化及腹腔引流情况。若腹腔引流管持续或短时间内血性液体增多，颜色鲜红，应警小心腔内出血。需注意的是，并非所有腹腔内出血时腹腔引流管都能引流出鲜血性液，有时由于引流管被血凝块堵塞，血液潴留在腹腔内未引流出，患者出现烦躁或神志淡漠、四肢湿冷、血压进行性下降、心率增快(或每分钟大于 120 次)、脉搏细速等失血性休克表现，应考虑腹腔内出血。如确定是凝血机制障碍性出血，可遵照医嘱输注凝血酶原复合物、凝血因子、全血或血浆。若经输血、输液，患者血压、脉搏依旧不稳定，需做好再次手术止血的准备。

肝衰竭：行半肝以上切除术者，以及原发性肝癌合并严重肝硬化、门静脉高压患者，行肝切除术后易发生肝衰竭。患者主要表现为大量腹水、氨基转移酶升高、凝血机制障碍、黄疸，甚至出现肝性脑病。一旦出现肝衰竭，应积极进行肝脏支持治疗，如遵医嘱输注入血白蛋白、合理使用护肝药物等。

膈下积液和脓肿：一般会在手术后一周内出现，如果患者在手术后的体温在正常的基础上又出现了明显的升高，或者是在手术后的一段时间内出现了持续的升高，并且还出现了上腹部或右季肋部胀痛、呃逆、脉搏快、白细胞增多、中性粒细胞超过 90%等症状的时候，就需要怀疑是不是膈下积液或膈下脓肿。如果已经形成了膈下脓肿，应在超声的指导下进行穿刺抽脓，对于穿刺后放置了引流管的患者，应做好冲洗、引流的护理工作。遵医嘱合理使用抗生素，加强营养支持。

胆漏：严密观察患者切口和引流管的情况，及时发现胆漏。若切口敷料有胆汁样液体渗出或引流管引流出胆汁样液体，方可考虑胆漏。一旦发生胆漏，应保持引流通畅，早期进行充分的引流，胆漏通常会自行停止，不会引起严重后果。密切观察患者腹部体征及体温，若患者出现发热、腹痛和腹膜刺激征，应高度怀疑弥漫性胆汁性腹膜炎。

肺部并发症：告知患者术前戒烟。手术后给予充分镇痛，术后第一日开始指导患者深呼吸、咳嗽、咳痰，保持气道通畅。合并肺部感染高危因素（高龄、长期吸烟、合并慢性肺部疾病等）或痰多、痰液黏稠的患者，遵医嘱给予呼吸训练、雾化吸入和振动排痰。

静脉血栓栓塞症：卧床期间宜适当抬高下肢，指导患者进行踝泵运动，或使用间隙式压力充气泵以预防深静脉血栓形成。若病情允许，鼓励患者早期下床活动。对血栓形成高危患者，可使用低分子量肝素抗凝治疗，抗凝治疗期间定期监测凝血功能，观察患者有无出血倾向。若患者出现下肢肿胀、疼痛，及时告知医生，下肢血管超声可明确诊断。

（2）消融、介入术后护理要点

①一般护理：经皮消融术后注意观察患者腹部穿刺部位有无渗血渗液、敷料是否完整在位。介入术后观察腹股沟穿刺点局部有无血肿、皮下淤青等出血情况；穿刺点压迫及包扎是否完整，有无绷带过松或移位等；下肢足背动脉搏动，肢体的皮温、颜色及感觉有无异常。为防止穿刺点动脉出血，建议指压穿刺点 2 h 后用 1 kg 的盐袋持续压迫 6 h，或压迫器压迫穿刺点 6～8 h，患肢制动 8～12 h，卧床休息 24 h。患者常常因制动或长时间卧床导致患肢麻木、腰背部疼痛、排尿困难、失眠等不适。因术中烧灼肝脏面积过大、时间过久易并发血红蛋白尿，应积极有效预防和解决血红蛋白尿对肾功能的损害。

②消融或介入栓塞治疗术后综合征的护理：多表现为发热、胃肠道反应、疼痛等。

发热：多为肿瘤细胞坏死吸收热，一般体温不超过 38.5℃，鼓励患者多饮水，用冰袋或用温水擦浴行物理降温；若体温超过 38.5℃，必要时给予药物降温，高热不退时应监测患者白细胞及中性粒细胞，必要时查血培养，以排除细菌感染。及时更换衣物，对于伴有剧烈呕吐的患者可予静脉补充液体。

胃肠道反应：因碘化油或栓塞剂刺激迷走神经引起恶心、呕吐或食欲下降等表现。遵医嘱静脉应用格雷司琼或肌内注射甲氧氯普胺缓解不适症状。

疼痛：多为组织坏死，肝脏体积增大，牵拉包膜引起上腹部胀痛，可应用疼痛评估工具 VAS 进行评估，评分≥4 分时给予药物镇痛，如口服塞来昔布或静脉注射地佐辛等。

③常见并发症的观察及护理：a.肝肾功能损伤：与术中造影剂使用、肝细胞肿胀坏死、红细胞破坏释放大量血红蛋白、炎性因子刺激等有关。遵医嘱予保肝药物，保证足够的液体入量，指导患者大量饮水。观察尿量、颜色，必要时予碱化尿液等措施。b.异位栓塞：胃十二指肠动脉栓塞、胆囊栓塞等，表现为持续性上腹部疼痛，遵医嘱予抑酸、解痉镇痛等药物。c.假性动脉瘤：易发生于肥胖、高血压、糖尿病患者。与术中抗凝药物应用、术后压迫不当及制动不佳等有关。介入治疗结束后及时有效地压迫及术后肢体制动是预防假性动脉瘤的关键，有报道称持续动脉压迫法和注射凝血酶法是治疗股动脉瘤简单、快速、安全的无创方法，无创无效时可采取外科治疗。d.其他并发症：出血、胆管损伤、腹腔脏器穿刺损伤、脓肿形成等。常伴有腹部体征及生命体征的改变，如发热、腹痛、腹肌紧张或急性腹膜炎等，应结合影像学结果判断。注意保持输液通道通畅，遵医嘱用药，必要时做好急诊手术的准备。

（七）健康指导

1.活动及体位

行介入手术的患者术日卧床休息，患肢制动，为促进下肢血液循环，可行踝泵运动，即足背过伸、过屈交替训练，健侧肢体可正常活动。

告知患者活动的目的和重要性，指导患者床上活动的方法，如踝泵运动，嘱患者伸展下肢，大腿放松，缓缓勾起脚尖，用力绷紧小腿部肌肉，持续 5～10 s 后放松，每日至少 3 次，每次 5～10 min。督促患者早期下床活动，活动量及时间应量力而行，循序渐进。离床活动时注意预防跌倒。术后第一日辅助患者起坐训练，依次顺序为靠坐、扶坐、床边垂足坐，逐少过渡到床边站立、小范围走动。术后第 2～3 日在前一日基础上增加活动范围及量，如上厕所、病区走廊活动等。应遵循循序渐进、逐渐增加的原则，选择活动最佳时机，增添活动辅助工具，遵循患者意愿，关注患者主诉及表现，如有明显感觉心慌、气紧、明显疼痛、体力透支，以及血压异常、血氧饱和度下降等情况，应立即终止活动。

2.饮食指导

介入术后无胃肠不适也可正常饮食，消融术后 6 h 可开始进食，以清淡、低脂、高纤维饮食为主，遵循半流质、流质、软食循序渐进等原则，注意保持热量供给。鼓励患者多饮水，保持大小便通畅。

3.疼痛及肺康复管理

告知患者疼痛管理的目的和意义，提高患者用药依从性。教会患者正确使用自控式镇痛泵。

(八)出院指导及延续性服务

选择消融或介入栓塞治疗的肝血管瘤患者，术后仍有肝血管瘤复发的可能，患者多无临床症状，需指导患者定期影像学复查。各科室可建立单种疾病随访计划，特别是随着加速康复外科理念的发展，患者在院日期明显缩短，针对特定病种建立相应的随访项目，可将传统的电话随访和以网络为载体的公众号、App、小程序等相结合，覆盖包括老年患者在内的出院患者的信息收集。

四、门静脉高压及肝硬化

(一)疾病概况

肝硬化是一种由不同病因引起的慢性进行性弥漫性肝病，代偿期无明显临床症状，失代偿期常因并发消化道出血、腹水、脾大及脾功能亢进、自发性细菌性腹膜炎、肝性脑病、肝肾综合征和癌变等导致多器官功能衰竭而死亡。我国发生肝硬化的主要病因为病毒性肝炎，肝硬化在"肝炎—肝硬化—肝癌"中扮演着重要的角色。在没有经过抗病毒治疗的慢性乙肝患者中，肝硬化的年发生率为 2%～10%，而肝硬化患者原发性肝癌的年发生率为 3%～6%。

门静脉高压症(PH)是指门静脉系统压力大于 25 cmH_2O。正常门静脉压力为 13～24 cmH_2O。引起门静脉高压最主要的原因为肝硬化，也称为肝硬化门静脉高压(CPH)。研究显示，CPH并发食管胃底曲张发生率为 24%～80%，一旦出现腹水，1 年病死率约 15%，5 年病死率为 44%～85%。针对 CPH 患者，重在病因治疗，延缓肝功能失代偿进展，防治消化道出血、腹水、肝性脑病等严重并发症。

(二)病因病理

1.病　因

引起肝硬化的常见病因为乙型肝炎病毒、丙型肝炎病毒等病毒感染、酒精性肝病、抗结核或抗肿瘤药物等。另外，肥胖、胰岛素抵抗、某些药物等可促进肝硬化的发展。值得警惕的是，脂肪性肝病逐渐成为肝硬化甚至肝癌的另一大高危病因，威胁着我国居民的肝脏健康。引起门静脉高压最常见的原因是肝硬化，特发性非肝硬化性门静脉高压(INCPH)较为少见，病因及发病机制目前尚不十分明确。

2.病　理

各种原因引起的肝硬化病理特征为肝脏弥漫性纤维化、假小叶形成、肝内外血管增殖。肝硬化代偿期无明显的病理生理特征，失代偿期主要表现为肝功能减退和门静脉高压两类病理生理变化。肝功能减退使白蛋白和凝血因子的合成、胆色素代谢、有害物质的生物转化、雌激素的灭活等受到影响，继而引起各种临床表现。门静脉高压症根据血流受阻部位可分为肝前型、肝内型和肝后型三大类，我国最常见的包括肝炎后肝硬化、酒精性肝硬化、脂肪肝等肝内型门静脉高压。肝前型如肿瘤压迫、先天海绵样血管畸形及门静脉血栓形成,肝后型如布加综合征(Budd-Chiari 综合征)、缩窄性心包炎等流出道梗阻。脾大及脾功能亢进是门静脉高压症形成以后最早出现的病理变化。门静脉高压时门静脉和腔静脉之间存在四组交通支大量开放、扩张扭曲,引起上消化道出血、腹壁曲张等症状。因门静脉压力增高、低蛋白血症、淋巴回流受阻、抗利尿激素升高等所致腹水程度也随肝硬化及门静脉压力增高而加重。

(三)临床表现

1.代偿期

代偿期早期症状轻,以全身非特异性症状为主,如乏力,以及食欲缺乏、恶心、厌油腻、腹胀或腹泻等消化系统症状。

2.失代偿期

失代偿期的临床表现主要为肝功能减退及门静脉高压所致的全身系统症状和体征。

(1)肝功能减退的临床表现:肝性面容、全身营养状况差、乏力、嗜睡及厌食等。出血倾向和贫血,如鼻出血、牙龈出血等。蜘蛛痣和肝掌、男性乳房发育及睾丸萎缩、女性月经失调及闭经。尿少、水肿及腹水。

(2)门静脉高压的临床表现:脾大和脾功能亢进、侧支循环建立和开放、腹水为三大临床表现。食管下段及胃底静脉曲张破裂常引起上消化道出血,表现为呕血或黑便,严重者导致失血性休克或肝性脑病。严重者常引起肺炎、胆道感染、自发性细菌性腹膜炎、肝肺综合征及肝肾综合征等并发症。

(四)辅助检查

1.血常规

因脾功能亢进,三系细胞均有所减少。有不同程度的贫血、细胞计数减少、白细胞计数 $3\times10^9/L$ 以下及血小板计数减少至 $(70\sim80)\times10^9/L$ 以下者最为明显。

2.肝功能检查及肝功能分级评估

反映肝脏功能的指标有胆红素(直接胆红素和间接胆红素)、氨基转移酶、人血白蛋白、凝血因子、胆固醇等。Child-Pugh 评分将肝功能分为 A、B、C 3 个等级,可作为肝硬化患者预后评估较可靠的指标。Child-Pugh 分级为 A、B、C 级的患者 1 年内发生肝病相关的病死率分别为<5%、20%、55%。

吲哚氰绿排泄试验对于肝储备功能的评价具有临床指导意义。此外,还应检查乙肝病原免疫学和 AFP 水平。

3.腹部影像学检查

腹部彩超是诊断肝硬化最简便的方法。也可以显示腹水、肝密度及质地是否异常、门静脉和肝动脉血流量、门静脉系统有无血栓等。门静脉高压症时门静脉内径在 1.3 cm 及以上。CT 及 MRI 可以用于肝硬化的诊断,三维血管重建可清楚显示门脉系统血管及其侧支循环情况,并可计算肝脏、脾脏体积。

4.内镜检查和 X 射线钡餐

胃镜仍是筛查消化道静脉曲张及评估出血风险的金标准,可直接观察食管及胃底有无静脉曲张,以及曲张程度和范围,同时还可以止血治疗。也可行食管吞钡 X 射线检查,食管在钡剂充盈时,曲张的静脉使食管的轮廓产生虫蚀样改变。

5.肝组织活检

肝组织活检是诊断与评价不同病因导致肝硬化及肝硬化炎症活动程度的金标准。肝穿刺组织长度应≥1.6 cm,宽度为 1.2~1.8 mm,至少含有 8~10 个完整的汇管区。但肝穿刺为侵入性操作,应谨慎使用。

(五)治疗原则

肝硬化诊断明确后,应尽早开始综合治疗。注重病因治疗,乙型、丙型肝炎患者应进行积极抗病毒治疗；自身免疫性肝病酌情应用免疫抑制剂；布加综合征应介入或手术解除流出道梗阻等。必要时抗炎抗肝纤维化，积极防治并发症。除药物治疗外，针对肝硬化门静脉高压症并发症如食管—胃底曲张静脉破裂出血、脾大及脾功能亢进、顽固性腹水等，可考虑三腔二囊管压迫紧急止血、内镜治疗、经颈静脉肝内门体分流术(TIPS)、脾切除术及贲门周围血管离断术、人工肝等介入或手术综合治疗。

(六)观察及护理要点

1.术前观察及护理要点

(1)腹水的护理：①卧床休息，避免劳累：可以减少肝的代谢率，增加肝脏的血流量，有助于肝细胞修复，改善腹水和水肿。大量腹水的患者可采取半坐卧位，膈肌下降有利于呼吸运动；抬高下肢，减轻下肢及阴囊水肿；②遵医嘱用药：指导患者口服利尿剂，经静脉有效泵入特利加压素、生长抑素等减轻门静脉压力的药物。动态监测患者生命体征、出入量、水和电解质指标、腹围及体重变化；③配合医生腹腔穿刺引流腹腔积液：做好引流管护理，妥善固定，保持引流通畅，不要短时间大量放腹水，以免引起腹压骤降。

(2)食管—胃底静脉曲张破裂出血的护理：①避免引起曲张血管破裂的因素：如因活动后劳累或饮食相关危险因素，避免剧烈咳嗽、用力排便等引起腹压升高的因素；②心理护理：患者恐惧或焦虑等情绪可能使病情加重，医护人员应冷静处理，安抚患者心情，帮助患者重建战胜疾病的信心，积极配合治疗；③紧急处理：保证双通道快速补液，安置心电监护及吸氧设备，遵医嘱应用止血药及抑酸药物，做好介入或手术治疗准备；对于反复多次或呕吐大量暗红色血液者，立即安置三腔双囊管压迫止血；④三腔双囊管的护理：安置前检查管道气囊的密闭性，并充分润滑，必要时可让患者口服液体石蜡；操作中确认管道在胃内，注入气体顺序应为先胃囊再食管囊，胃囊充气量为150～200 mL，食管囊充气量为100～250 mL；安置后保证有效牵引，记录安置时间及送气量。每12小时放气20～30 min，带管期间保持呼吸道通畅，密切观察患者的神志、呼吸状态、止血效果及周围循环情况，警惕发生管道滑脱异位引起窒息。

(3)肝性脑病的护理：①去除及避免诱发肝性脑病的危险因素：如避免快速利尿及大量放腹水、保持大便通畅、及时纠正酸碱及电解质平衡紊乱、避免使用镇静催眠及麻醉药等抑制中枢的药物、积极预防和控制上消化道出血等；②早期识别肝性脑病的临床表现：如烦躁、哭喊或冷漠，伴理解力减退等前驱期轻度性格改变和行为异常。结合患者血氨、电解质及肝功能指标可初步判断，早期干预，避免意识障碍进一步发展；③减少饮食中蛋白质的供给：发病早期应禁食蛋白质，以碳水化合物食物为主，昏迷患者可采取静脉补充葡萄糖、支链氨基酸等措施；④用药护理：口服乳果糖、山梨醇等缓泻剂，注意防治过量引起的脱水、电解质及肠道菌群紊乱；静脉输注精氨酸、门冬氨酸鸟氨酸等药物时注意不良反应，必要时予食醋灌肠；⑤昏迷患者的护理：仰卧位，头偏向一侧。保持呼吸道通畅，对于烦躁者应注意给予保护性约束，防止坠床、撞伤等意外事件。

(4)评估手术风险，纠正重要器官功能：①评估患者心理状态，积极提供正向的心理疏导：患者在躯体遭受疾病痛苦的同时，心理也受到不同程度的影响。入院时可采用"心情指数筛查量表"对患者进行心理评估，必要时请心理学专科医生介入。同时，加强与患者的沟通和交流，耐心听取患者的诉说。术前手术室护士进行术前访视，责任护士进行术前健康教育，让患者了解手术前中后过程，包括手术室情况、术前术后注意事项及康复内容，帮助患者减轻焦虑及恐惧情绪；②改善营养状态：营养风险评估是营养支持的重要判断依据。营养风险筛查2002(NRS 2002)是目前应用最广泛的筛查工具。≤3分没有风险，>3分有营养风险。对于术前评分>3分者由临床营养师进行会诊，合理饮食。必要时给予肠内营养、肠外营养支持，以保证足够的营养素摄入；③重视癌性疼痛管理，增加患者舒适度：随着病情进展，癌肿逐渐长大引起肝区疼痛，肝区疼痛是肝癌患者最重要的症状之一。解释疼痛的原因和机制等，缓解患者和家属的紧张焦虑情绪。运用疼痛评估量表对患者疼痛进行评估，包括评估疼痛的强度、部位、性质、持续时间、诱发及缓解因素、对日常生活及睡眠的影响情况。常用的疼痛评估量表有视觉模拟评分量表(VAS)、数字评分量表(NRS)、语言分级评分量表(VRS)、Wong-Baker面部表情量表、"长海痛尺"评估法等。根据患者疼痛程度和三级镇痛原则给予相应的镇痛药物。教会患者缓解疼痛的措施，如更换体位、深呼吸、听音乐等转移患者对疼痛的注意力。持续、动态地对患者疼痛管理的效果进行评价，评估患者用药后反应及患者对疼痛控制的满意度；④评估手术风险，纠正重要器官功能：术前应用Child-Pugh分级及吲哚氰绿清除试验评估肝脏代偿能力及手术风险。监测肝肾功能，对于低蛋白血症患者，适当输注入血白蛋白或新鲜血浆。对于血清酶学指标升高者，适当输注保肝药物。对于凝血功能障碍者，可给予维生素K_1肌内注射，必要时术前、术中及术后可输注新鲜血浆、纤维蛋白原、凝血酶原复合物等；⑤预防肝癌破裂出血，降低术前死亡率：肝癌自发性破裂出血是肝癌常见的并发症之一，多见于巨块型肝癌或肿瘤位于肝脏边缘者。肝癌一旦破裂出血，进展迅速，死亡率极高。因此，术前应告知患者及家属尽量避免可能会导致瘤体破裂出血的因素，如腹部外伤、剧烈运动等。严密观察患者生命体征和腹部体征，若患者出现右上腹剧烈疼痛、腹膜刺激征及休克表现，且腹腔穿刺抽出不凝血，应高度怀疑瘤体破裂出血的可能，腹部增强CT可明确诊断。一旦发生肝癌破裂出血，应积极抗休克治疗，同时做好急诊介入治疗的准备。

2.术后观察及护理要点

(1)TIPS介入治疗的护理：①体位及制动：告知患者术后体位的重要性，取得其配合。为避免肝内及穿刺部位的出血，术后患者绝对卧床休息24 h，右侧腹股沟穿刺点予手压或压迫器压迫止血约2 h，限制患肢6～8 h。密切观察穿刺部位有无渗血、肿胀、疼痛症状，评估足背动脉搏动、皮肤温度及颜色等下肢循环情况。指导患者踝泵运动，预防下肢深静脉血栓形成；②病情监测：观察患者神志、生命体征、黄疸及肝功能情况，给予富含支链氨基酸的食物，限制蛋白入量，保持大便通畅，预防肝衰竭及肝性脑病。

(2)脾切除及门—奇断流术后护理

①体位与活动：麻醉清醒前去枕平卧位，头偏向一侧，防止患者呕吐引起误吸。麻醉清醒后，若血流动力学稳定，应抬高床头，半卧位，以降低切口张力，有利于呼吸和引流。

②心电监护及吸氧：术后1～2 d持续心电监护，每2小时记录生命体征及氧饱和度。半肝以上切除的患者，需低流量吸氧3～4 d，以提高氧的供给，促进肝细胞再生。

③疼痛护理：手术后根据医嘱正确使用镇痛药物，或采用自控式镇痛泵，以增进患者舒适度。手术后前3日，每日进行2次疼痛评估，当VAS≥4分或患者暴发疼痛时，应立即通知医生，积极采取镇痛措施，且须在患者口服给药1 h、肌内注射给药30 min、静脉注射给药15 min后对患者进行再评估，并做好记录。

④伤口护理：肝切除术后应保持伤口敷料清洁、干燥、固定，通常每3日换药一次，若敷料脱落、污染应及时更换。术后10～14 d切口愈合良好方可拆线。

⑤引流管的护理。

腹腔引流管：标识清楚，采用棉性胶布高举平抬法二次固定，避免引流管受压、扭曲和折叠，定时挤压引流管(从近心端至远心端)，保持引流通畅。准确记录24 h引流液颜色、量及性状。定期(每周2次)更换引流袋。若引流量逐日减少，引流液颜色正常，应尽早拔除。

肝部分切除术通常无须安置胃管：若留置胃管，应使用"工"形胶布固定，患者应禁食禁饮。每日2次口腔护理，若病情允许，可协助患者刷牙，以保持口腔清洁、湿润。若患者无消化道出血、梗阻、胃潴留等，应尽早拔除胃管。

留置尿管者：每日2次尿道口护理，术后1～2 d拔除尿管。

⑥饮食与营养：术后第1日给予流质饮食，之后逐步过渡至半流质、普通饮食。饮食应

清淡易消化，以低脂、高蛋白、高维生素、高纤维素为原则。对进食少、营养状况差者，可请营养科会诊，给予口服营养制剂，必要时给予肠外营养支持。

⑦并发症的预防及护理。

脾热：需与外科术后吸收热、术后感染相区别，脾热是因脾切除术后白细胞计数升高引起机体反应性发热，通常持续时间不超过1周。主要以物理降温为主，及时补充水分并更换衣物。若术后患者体温持续超过39℃，应采集血培养排除细菌感染。

腹腔内出血：腹腔出血是脾切除术后早期较常见的并发症。术后24 h内卧床休息，严密观察患者神志、生命体征、腹部体征、引流液颜色和量、血红蛋白、凝血功能、出入量及循环变化等情况，早期识别并对症处理。因凝血功能或剧烈活动造成伤口缓慢少量出血时，应遵医嘱卧床，应用止血药物、血浆等非手术方式，因血管吻合等造成循环不稳时，应积极配合术前准备。

血栓：脾切除术后三系细胞计数进行性上升，因血小板计数急剧上升、术后循环血量不足、卧床等因素易诱发门静脉系统及下肢深静脉血栓形成。有研究表明，门静脉血栓形成的独立危险因素由血小板计数、门静脉宽度、脾静脉宽度和未使用抗凝药物，且术后5日是高发期。如果患者术后腹痛强烈，经药物治疗无效，应怀疑肠系膜静脉栓塞的可能增高。术后应及时监测血小板及凝血功能变化，必要时遵医嘱应用低分子量肝素、阿司匹林、丹参酮等药物行抗凝、去凝治疗。对于Caprini血栓风险评估评分的高危患者，应协助患者术后早期床上及下床活动，视病情循序渐进增加活动量，可采取物理治疗加药物治疗预防血栓形成。

胰瘘：脾切除术后胰瘘较为罕见。门静脉高压症致脾脏与周围组织粘连紧密，在游离脾脏时容易损伤胰腺，导致胰瘘。术后如果腹腔引流管引流出透明无色液体及体液淀粉酶测定指标偏高，应怀疑发生胰瘘。充分引流是促进胰瘘愈合最为重要的手段，应做好引流管的护理，并遵医嘱给予生长抑素治疗。警惕因胰液引流不充分导致腹腔血管腐蚀性出血。

感染：肝硬化患者自身免疫力下降，侧支循环建立及免疫器官脾切除，手术中容易出现肺部感染、伤口感染和尿道感染等并发症。密切注意患者是否有发热、乏力等全身症状，并注意呼吸急促、胸闷、伤口渗液、尿路刺激征等局部症状。配合医生，采取全身营养支持、呼吸道管理、加强健康指导，手卫生、早期拔除尿管、遵医嘱应用抗生素等措施可防治感染。

(七)健康指导

1.活动、疼痛、肺部康复指导

(1)活动：告知患者活动的目的和重要性，指导患者床上活动的方法，如踝泵运动，嘱患者伸展下肢，大腿放松，缓缓勾起脚尖，用力绷紧小腿部肌肉，持续5～10 s后放松，每日至少3次，每次5～10 min。督促患者早期下床活动，活动量及时间应量力而行，循序渐进。离床活动时注意预防跌倒。术后第一日辅助患者起坐训练，依次顺序为靠坐、扶坐、床边垂足坐，逐步过渡到床边站立、小范围走动。术后第2～3日在前一日基础上增加活动范围及量，如上厕所、病区走廊活动等。应遵循循序渐进、逐渐增加的原则，选择活动最佳时机，增添活动辅助工具，遵循患者意愿，关注患者主诉及表现，如有明显感觉心慌、气紧、明显疼痛、体力透支，以及血压异常、血氧饱和度下降等情况，应立即终止活动。

(2)疼痛管理：告知患者疼痛管理的目的和意义，提高患者用药依从性。教会患者正确使用自控式镇痛泵。

2.饮食管理

需摄入高热量、高蛋白、富含维生素及易消化的饮食，随病情变化进行相应调整。限制水钠摄入，伴有腹水患者应低盐饮食(每日4～6 g)，控制腊肉、罐头、味精、酱油的摄入，以减轻水钠潴留。可选择流食或软食，避免进食油炸、干硬、粗糙、有骨或刺的食物，温度不易过热，防止引起曲张静脉破裂出血。上消化道出血或肝性脑病患者应调整饮食方案，如食管—胃底曲张静脉破裂患者早期应禁食禁饮，待出血停止后给予清淡、易消化、高热量、优质蛋白质的流质饮食，肝性脑病患者应严格限制蛋白质摄入，以碳水化合物为主。

（八）疼痛管理

告知患者疼痛管理的目的和意义，提高患者用药依从性。教会患者正确使用自控式镇痛泵。

由于肝硬化的不可逆性及门静脉高压的持续存在，即使住院期间实施介入或脾切除术，患者出院后发生再出血、腹水的风险依旧存在。应增加患者对疾病的认识和判断，提高服药与饮食等依从性。出院指导及延续性护理作为医院的延伸，其作用不可忽视。有研究表明，通过应用手机 App 开展延续性护理，门静脉高压食管—胃底静脉曲张患者的再出血发生率明显降低。例如，肝硬化或门静脉高压原发疾病治疗、食管静脉曲张出血诱因、饮食及活动、服药注意事项、自我症状监测等，可以帮助患者了解疾病治疗和自我护理的措施等，调动患者的积极性，增强其自我保护的意识，同时也提高患者就医及治疗的依从性。随着随访体系的逐渐完善，由护士主导、医生主导及医护一体合作的模式逐渐发展起来，患者可以主动上传复查的实验室检查指标或影像学资料，医护在线提供实时指导，缓解偏远地区就医不便的问题并避免不必要的奔波。

五、细胞性肝脓肿患者的护理

由化脓性细菌导致的肝内化脓性感染就是细菌性肝脓肿。金黄色葡萄球菌和大肠杆菌是最常见的致病细菌，链球菌、类杆菌属等也是常见的致病菌。

（一）产生的原因

因为肝脏有双血供，且经胆道与肠道相连，所以更容易受到病原体的感染。致病菌侵入肝脏的主要原因和方式包括：

1. 胆　管

为本病侵袭最主要的途径，也是本病最多的病原菌。

2. 肝脏血管

身体内任意一处的化脓性病灶都可能随着肝脏血管的扩张而发生在肝脏中的多处脓肿。

3. 门脉系

由门脉系所致的血凝块和脓毒蛋白的脱落，通过门脉系进入肝脏而形成的肝脓肿。

4. 淋巴液

由于肝脏邻近区域发生了感染，使病菌可以通过该淋巴进入肝脏。

5. 开放型肝脏损害

病原菌由创面直接侵入。

6. 隐性感染

在临床上没有明确病因的情况下，各种文献对隐性感染的发病率有不同的报道。

（二）临床症状

其初期主要表现为寒战、高热，体温可以达到 39℃～40℃，通常表现为稽留热、弛张热、多汗、脉速加快等。大部分患者的肝脏有持续的胀痛和钝痛，偶尔还会有右肩的疼痛和胸口的疼痛。因细菌、毒素的吸收和系统的损耗，患者会出现乏力，食欲下降，恶心呕吐的症状；有些患者还会出现腹泻，腹胀，打嗝等不能停止的症状。患者往往在短时间内出现严重的症状。以肝脏肿大及压痛为主要征象，右侧下胸及肝脏可感受到叩击性疼痛。如果脓肿的位置在肝脏的前部下部，可能会出现右上腹部的肌肉紧张，并且有明显的局部触痛；较大的肝脓肿可以导致右季肋充盈，并出现局部性的隆起；局部皮肤有明显的下陷水肿。严重的还会有黄疸。长期患病的患者常伴有贫血。脓肿可能会自发性地渗出，进入自由的腹腔，造成腹膜炎。如果右侧的肝脓肿是向上穿破的，那么就会形成一个膈下的脓肿，或者是右侧的胸腔。在向胸内破溃的时候，患者经常会出现突然的剧烈胸痛、寒战、高热，同时还会出现气管向健侧移位，患侧胸壁凹陷性水肿。胸闷，气短，呼吸音减弱或消失。左肝脓肿会穿透心包，引起心包积液，严重时会引起心包填塞。也有一些肝脓肿会穿透血管壁，造成上消化道内大量出血。

（三）处置原则

1. 非手术疗法

对未受限制的肝脏脓肿及在急性期多发、小型脓肿均可采用。

（1）辅助性疗法：通过静脉输注身体所需的能量或营养素。

（2）采用大剂量抗生素和联合抗生素的方法。

（3）对肝脏脓肿进行经皮穿刺引流。

（4）中医药疗法：多与抗菌、外科等方法相结合，主要是以清热解毒为主要目的。

2. 外科处理

脓肿切开引流，肝叶切除术。

（四）治疗性诊断

1. 高　热

主要是由于肝脏感染引起的脓毒和感染所致。

2. 营养不良——低于机体需要量

与进食减少和感染所致的分解代谢增强相关。

3. 可能发生的并发症

腹膜炎，膈下脓肿，胸腔感染，休克。

（五）注意事项

1. 非手术照护/术前照护

（1）对感染进行有效的控制，并做好对高烧患者的护理：①引流的护理：目的是使脓液充分排出，有利于脓腔的封闭。定位：正确定位引流，避免滑落。体位：患者采取半躺姿势，有利于排泄，有利于呼吸。严格执行无菌操作，每日对脓腔进行灌洗，并对引流的颜色、质量及数量进行观察与记录。预防感染：每日更换引流药瓶。拔管：如果脓腔引流的液体低于10 mL，可以将引流管拔掉，用凡士林纱条进行引流；②高温的护理：病房中的温、湿：病房中的空气要清新，定期通风，病房中的温度要控制在18℃～22℃，相对湿度要控制在5%～70%。注意保暖：患者穿着适当，不要太多的被褥，要及时换掉被汗水浸透的衣服和被褥。监测：应注意动态监测体温变化。补水：除了需要限制喝水的人外，高热患者一日最少要喝2000 mL 的水，以备缺水之需。可以选择使用头枕冰袋、酒精擦浴、灌肠(4℃生理盐水)等方式来进行物理降温。药物冷却：在需要的情况下，可以使用安乃近、柴胡等解热镇痛药。不良反应的观察：在医生的指导下，对抗生素的使用进行了规范，同时密切关注药物的不良反应。

（2）病情监测：密切监测患者的生命体征及腹壁情况，密切关注脓肿破裂导致的严重并发症，如腹膜炎、膈下脓肿及胸腔感染。

（3）营养支持：肝脓肿是一种消耗性疾病，应该鼓励患者多吃高蛋白、高热量、富含维生素和膳食纤维的食品，以确保充足的水分和身体所需的营养物质的摄入。

2. 术后护理

手术性脓肿切开引流术或肝叶切除术者，除以上护理措施外，还应注意观察术后有无腹腔创面出血、胆汁漏；右肝后叶、膈顶部引流时，观察有无损伤膈肌或误入胸腔；术后早期一般不冲洗，以免脓液流入胸腔，术后一周左右开始冲洗脓腔。

3. 健康教育

嘱患者出院后多进食高热量、高蛋白、富含维生素和纤维素的食物，多饮水；遵医嘱服药，不得擅自改变剂量或停药；若出现发热、肝区疼痛等症状，及时就诊。

第二节　胃十二指肠疾病的护理

胃、十二指肠局部圆形或卵圆形的全层黏膜缺损就是胃、十二指肠溃疡，又叫溃疡病。手术适应证包括急性穿孔、大出血瘢痕性幽门梗阻、药物治疗效果不佳的顽固溃疡、胃溃疡恶性病变等。胃部和十二指肠溃疡易并发急性穿孔。该病发病急，病情严重，变化迅速，必须立即治疗，如果没有正确的治疗方法，甚至会威胁到生命。上消化道出血多见于胃、十二指肠溃疡出血。溃疡大出血指的是溃疡会侵蚀血管，导致患者出现严重的出血症状，患者会出现大量吐血、柏油样便的情况，严重的患者还会出现休克的前兆，或者很快就会进入休克状态。幽门管、幽门溃疡、十二指肠球溃疡等疾病如果反复出现，会造成疤痕狭窄，同时伴有幽门痉挛水肿，也会造成幽门梗阻。

一、病原与病理学

(一)胃、十二指肠溃疡

在活跃期，会逐步侵蚀胃、十二指肠的肠壁，并从黏膜向肌层蔓延，最后穿透浆膜，造成穿孔。十二指肠溃疡的穿孔多发生在十二指肠球部的前壁，而胃溃疡的穿孔多发生在胃窦的小弯处。在急性穿孔过程中，胃酸、胆汁及胰液等消化液进入腹腔，导致了化学性腹膜炎的发生。在 $6\sim8\,h$ 之后，细菌会迅速增殖，最终发展成化脓性腹膜炎。严重的化学刺激，细胞外液体的流失，以及细菌和毒素的吸入，都会引起休克。活动期溃烂深入肌肉，如果溃烂深入，会导致出血或穿孔，通常是单个的。

(二)胃或十二指肠溃疡出现严重的出血

是由于溃疡基底处的血管壁受到腐蚀而引起的。胃溃疡出血多发生在胃小弯处，主要发生在胃左右动脉及其分支处。十二指肠溃疡性大出血多发生在球后，主要发生在胰腺上。出现严重的出血，会导致血容量减少，血压下降，血流速度变慢，这种情况下，可能是因为血管破裂的地方会出现凝结的血块，从而暂时的止血。临时止血可能是因为胃及十二指肠的蠕动以及胃及十二指肠的内容物接触到了溃疡部位而引起的。

(三)胃及十二指肠溃疡疤痕性幽门梗阻

可由三种因素造成，即痉挛、炎性水肿和疤痕形成。第一类和第二类是暂时性和可逆性，当炎症和痉挛消失时，它们就会自然消失。如果是疤痕型，那就只能做手术了。在胃溃疡的修复过程中，疤痕会缩小，从而导致胃黏膜的损伤。在早期表现为局部阻塞、胃排空障碍、胃蠕动增加、胃壁肌代偿性肥大、胃轻微扩张。在晚期，胃的代偿能力下降，收缩力下降，胃的高度增大，胃的蠕动逐渐消失。胃内容物的积聚，促进胃泌素的分泌，以及胃酸的分泌，从而引起胃黏膜的糜烂，充血，水肿，溃疡。胃部有淤积，食物无法到达十二指肠，会引起患者的贫血、营养不良等症状。呕吐引起的水和电解质的缺乏，引起脱水，低氯和低钾的碱中毒。

二、护理评估

(一)健康史

了解患者的年龄、性别职业及饮食习惯等；了解患者发病过程、治疗及用药情况，特别是非甾体抗炎药如阿司匹林吲哚美辛，以及肾上腺皮质激素、胆汁酸盐等。了解患者既往是否有溃疡病史及胃手术病史等。

(二)身体状况

1.胃十二指肠溃疡急性穿孔

(1)临床症状：一般在晚上吃过东西或吃过东西后，突然出现上腹如刀割般的疼痛，并

31

很快向整个腹部蔓延，疼痛难忍，并伴有脸色苍白、出汗、脉搏变细及血压降低等。如果胃液沿着右侧结肠旁沟流入，可能会引起右下腹部的疼痛，并可能会向肩膀发出辐射。腹部疼痛因继发性细菌感染而加重。

(2)临床症状：患者面露痛苦之色，双膝微曲，不愿动弹，腹式呼吸变弱或消失；压痛、反跳痛、肌力"板样"硬化，以左上腹为甚；叩诊时，肝浊音边界变窄或消失，可伴有移动性浊音；听诊见肠鸣音变弱或消失；随着病情的发展，患者会有高烧，脉搏加快，甚至瘫痪，脓毒性休克等症状。

2.胃或十二指肠溃疡性大出血

(1)临床表现：①吐血、黑便：根据出血量及出血的速率而定。临床表现以吐血、排黑色粪便为主，大部分患者只有黑色粪便，没有吐血，急速出血时会有大吐血、黑紫色粪便。吐血前常有呕吐症状，而在吐血之前或之后，还会有心悸，头晕，目眩，甚至晕倒的症状。大部分患者都有过典型的溃疡历史，而且最近经常会吃一些阿司匹林等药物；②血液循环改变：如果出血量较少，则患者的血压和脉搏变化较小。如果在短期内失血量大于 800 mL，就会导致患者出现焦虑不安、四肢湿冷、脉搏细速、呼吸浅快、血压下降等症状。

(2)症状：腹部症状不明显；腹内有轻微的鼓胀，可能在上腹部有轻微的深深的触痛，以及肠鸣音升高。当腹部疼痛较重时，需警惕合并穿孔。

3.在十二指肠溃疡疤痕性幽门梗阻的初期，出现上腹肿大

(1)临床表现：①胃痛、呕吐、腹胀、胃痛，为幽门梗阻的典型症状；早期表现为上腹部肿胀，伴有阵发性的胃收缩痛，伴有腹痛、恶心、呕吐等症状。呕吐多出现在午后或晚上，量较多，每次 1 000～2 000 mL，呕吐物中含有较多的食物，并有腐臭和酸臭的气味，但没有胆汁。在呕吐后，患者会感觉到腹部的饱胀感得到了改善，所以患者经常会自己引发呕吐来缓解；②水、电解质和酸碱失衡和营养不良：患者常有慢性消耗性的症状，如少尿、消瘦、便秘和贫血，还伴有脱水和低钾低氯性碱中毒。

(2)临床症状：营养不良，消瘦，皮肤干燥，失去弹性，上腹有明显的胃形，有蠕动的波动，上腹有震动的声音。

(三)辅助检查

1.胃、十二指肠溃疡急性穿孔

(1)实验室检查：血常规检查可发现白细胞计数及中性粒细胞比例增加。

(2)影像学检查：腹部 X 射线检查 80%见膈下游离气体，是协助明确诊断的重要检查。

(3)诊断性腹腔穿刺可抽出草绿色混浊液体或含食物残渣。

2.胃、十二指肠溃疡大出血

(1)实验室检查：血常规检查可出现红细胞计数、血红蛋白值、血细胞比值进行性下降。

(2)胃镜：急诊胃镜可以明确出血部位和原因，出血 24 h 内，胃镜检查阳性率可达 80%。

3.胃、十二指肠溃疡瘢痕性幽门梗阻

(1)盐水负荷试验：空腹情况下置胃管，注入 0.9 氧化钠溶液 700 mL，30 min 后经胃管回吸，若回吸液体超过 350 mL，提示幽门梗阻。

(2)纤维胃镜：可确定梗阻及梗阻原因。

(3)X 射线钡餐检查：如 6 h 胃内尚有 1/4 钡剂存留者，提示胃潴留，24 h 仍有钡剂存留者可诊断瘢痕性幽门梗阻。

(四)心理—社会支持状况

了解患者对疾病的态度：情绪是否稳定；对疾病、检查、治疗及护理是否配合；对医院环境是否适应，对手术是否接受及程度；是否了解康复知识及掌握程度。是否了解家属及亲友的心理状态、家庭经济承受能力等。

三、处理原则

绝大多数胃、十二指肠溃疡以内科治疗为主。

适应证：①发生严重并发症，如大出血、急性穿孔、瘢痕性幽门梗阻和恶变；②内科治疗无效者。胃、十二指肠溃疡的两种主要手术方法有胃大部切除术和迷走神经切断术。

(一)胃大部切除术

适用于治疗胃、十二指肠溃疡。此法切除胃的远侧 2/3～3/4，包括胃的远侧部分、整个胃窦部、幽门和十二指肠球部。其主要理论根据：①切除了大部分胃体，分泌胃酸和胃蛋白酶的腺体大幅度降低；②切除了整个胃窦部黏膜，减少 G 细胞分泌胃泌素所引起的胃酸分泌；③切除了十二指肠球部、胃小弯附近及胃窦部等溃疡病好发部位。

胃切除后胃肠道重建有多种方式，其基本方式是胃、十二指肠吻合术和胃空肠吻合术，即毕罗(Billroth)Ⅰ式和毕罗Ⅱ式，毕罗Ⅰ式是在远端胃大部切除后，将残胃直接与十二指肠吻合，其优点是手术操作简单，吻合后的胃肠道接近正常解剖生理状态，术后由胃肠道功能紊乱引起的并发症较少，多用于治疗胃溃疡。毕罗Ⅱ式是在远端胃大部切除后，将残胃与上端空肠端侧吻合，其优点是适用于任何情况的胃、十二指肠溃疡，尤其用于十二指肠溃疡，且术后溃疡不宜复发。缺点为胃空肠吻合改变了正常解剖生理关系，术后发生并发症和后遗症的可能性较毕罗Ⅰ式大。

(二)迷走神经切断术

此法在国外应用广泛，主要用于治疗十二指肠溃疡。其原理是通过消除神经性胃酸分泌，达到治愈十二指肠溃疡的目的。手术类型有：①迷走神经干切断术；②高选择性胃迷走神经切断术；③选择性迷走神经切断术。

四、常见护理诊断/问题

(一)焦 虑

与疾病知识缺乏、环境改变及担心手术有关。

(二)急性疼痛

与胃、十二指肠黏膜受侵蚀或胃肠内容物对腹膜的刺激及手术创伤有关。

(三)营养失调——低于机体需要量

与摄入不足及消耗增加有关。

(四)有体液不足的危险

与溃疡大出血、禁食、穿孔后大量腹腔渗出液、幽门梗阻患者呕吐致水、电解质丢失等有关。

(五)潜在并发症

出血、感染、吻合口破裂或瘘、术后梗阻、倾倒综合征等。

五、护理措施

(一)术前准备

护士应以亲切的态度对待患者，体谅患者，向患者解释手术的大概流程，回答患者的疑问，建立患者的信心。

择期手术患者应以少吃多餐为主，以高蛋白、高卡路里、富含维生素，易消化，不含任何刺激性物质的食品为主。拟行迷走神经截断术的患者，在术前应该进行基本胃酸分泌及最大胃酸分泌的检测，以判断术后疗效。其他操作方法与腹腔手术相同。

一种对急性腹膜炎穿孔患者进行手术前准备的基本原则与方法。患者采取半坐式、禁食式、持续的胃肠道减压等措施，使胃肠道内容物不能再进入腹内，对缓解或控制腹膜炎有很大帮助。注意补液，合理使用抗菌药物，并密切注意病情的发展。

对急性大出血的患者，手术前做好平躺的准备，可以使用镇静药，通常需要暂时禁食。胃管内注射的是冷生理盐水，还可以加入一定量的去甲肾上腺素。西咪替丁，每 6 小时一次，0.4 g，也能起到很好的止血作用。在适当的情况下，可以进行输血，在最初的时候，可以加快滴速，但是一旦出现了休克，就可以放慢滴速。应将血压控制在略低的范围内，以减少局部出血。在这段时间里，每隔半小时测量血压和脉搏一次，记录吐血和大便的数量，以及患者的精神状态，有没有头晕、心悸、冷汗、口渴和晕厥症状，以及每个小时的尿量。在短时间内 (6～8 h) 输血 600～900 mL (900 mL) 后，血压、脉搏等一般状况仍然没有改善；或虽然有过一段时间的好转，但在停输或放慢输血速率后，其症状会很快加重；或者 24 h 之内，为了保持血压、血细胞比容，需要输血量大于 1 000 mL 的患者，都是失血过多的表现。

对疤痕性幽门梗阻的患者，应积极进行脱水，低钠，低氯，低钾及代谢性碱中毒的治疗。根据患者的情况，采取流质食物或暂时禁食的方法，并通过静脉输注营养素，以改善患者的营养状态，增加患者的手术耐受能力。如有需要，可在术前 2～3 d 进行胃肠减压，同时每日晚上用温热的高渗透生理盐水冲洗胃，以减少因长期阻塞引起的胃黏膜水肿，防止手术后胃溃疡。

(二)手术后的护理

1.一般护理

患者回到房间后，应采取平躺姿势，待血压稳定后，应采取半躺姿势。在进行胃肠减压的这段时间里，要注意不能吃东西，还要注意口腔的卫生，需要在手术后肛门排气后才能取出胃管。拔除气管导管的当日，可以给予少量的水，一次 4～5 大勺，1～2 小时 1 次；第 2 日，给予 100～150 mL 的少量液体；拔除气管导管后的第 4 日，可以改用半流质饮食。手术后一个月，饮食要清淡，饮食要节制，不能吃生的、冷的、硬的或辛辣的，以及不易消化的食物。

2.病程观察

观察患者的意识，血压，体温，尿量，腹部体征，伤口敷料，引流，如有异常，立即报告医师。

3.一般治疗方法

(1)补充液体和营养：胃肠道术后需要长期禁食，需要在医生的指导下，通过静脉输注营养物质，以保持水、电解质和营养素代谢的平衡。

(2)加强各种引流导管的护理，使胃肠道减压导管保持畅通，以减少腹胀，加速吻合口愈合；用腹腔引流器时，要注意引流，每日注意引流次数，并注意引流部位的清洁和干燥。

(3)其他：术后初期和体质较弱的患者，应在医生指导下使用抗菌药物，以防止感染；手术结束后，经手术治疗，除有并发症者，在医生的指导下，应用止痛药。

(4)术后并发症的处理：①吻合部出血：术后 24 h，胃管中会有少量的暗红色或棕色的胃液流出，通常不会超过 300 mL，随着时间的推移，胃液的颜色会越来越浅，这是手术后的正常表现。吻合处出血的症状是短时间内有大量的血液从胃管流出，严重的还会有吐血、黑便等症状。可以采取禁食，应用止血剂、输血等方法，可以止住大部分；如果对患者进行了非外科治疗，或者出现了血压降低、失血过多、休克等并发症时，必须进行二次手术；②十二指肠残端瘘：多出现于毕Ⅰ式术后 3～6 d，患者的主要症状是右上腹突然发生剧烈疼痛和腹膜刺激征，需要及时手术治疗。因局部发炎，修复缝合困难，宜采用十二指肠断端处理管持续引流术，并在断端附近放置一根香烟。手术后需要及时纠正水、电解质紊乱，还可以选择做空肠造口管饲，也可以选择全胃肠外营养。另外，还需要采取几种不同的方法，即：少量输注新鲜血液、使用抗菌药物、涂氧化锌敷料等；③吻合口阻塞：患者在进餐后出现无胆汁的呕吐症状。通常情况下，可以通过禁食、胃肠减压、补液等方式来缓解；④输入部段肠祥阻塞：输入部的慢性不完全输入部的患者，在进食后几分钟到半个小时内会出现上腹部胀痛、绞痛、呕吐，吐出的东西以胆汁为主，大部分患者通过非手术治疗可以得到缓解，少数患者需要二次手术治疗。急性完全性梗阻，突发剧烈腹痛，呕吐频繁，呕吐物量少，不含胆汁，上腹偏右有压痛及包块，之后可能会出现烦躁、脉速和血压降低，应该尽早进行手术治疗；⑤输出部段肠祥阻塞：患者出现上腹部饱胀，呕吐食物及胆汁等症状，若非手术治疗无效，需及时手术治疗；⑥倾泻症候群：摄食高渗透食品 10～20 min 后出现。患者出现上腹胀痛不适、心悸、乏力、出汗、头晕、恶心、呕吐以至虚脱，同时伴有肠鸣、腹泻等症状，平躺几分钟即可好转。在手术后的初期，需要让患者尽量少吃多餐，让肠胃慢慢适应，吃完饭要平躺 20～30 min，不能吃太甜、太热的食物，并且要注意在一年之内可以自行康复。对经过较长时间的治疗和护理后仍无明显好转的患者，应进行外科治疗，并将其改为一字型吻合术。

（三）健康教育

(1)适度锻炼，6 个星期之内，不能提起过重的东西。

(2)为了增强力量而做一些轻微的体力工作。

(3)吃一些高蛋白、高卡路里的食物，这样对创面的恢复有好处。在进行胃大部切除手术时，患者应该一日吃 6 顿，少吃多餐。

(4)伤口处有红肿或疼痛，腹胀，排便停止，要立即到医院治疗。

六、护理评估

患者的焦虑感、畏惧感有没有降低，情绪有没有稳定；患者的营养状态是维持还是改善，体重是不是可以恢复；患者有没有不舒服，或者原来的不舒服有没有减轻；对患者并发症的防治效果进行分析，并提出相应的对策。

第三节　胆石症的护理

胆石症(cholelithiasis)是我国常见多发病之一，发生在胆囊和胆管内，是胆囊结石及肝内、外胆管结石的总称。我国自然人群发病率为 1%～10%，女性多于男性，发病年龄以 45～55 岁多见。随着生活水平提高、饮食习惯改变及卫生条件改善，胆囊结石发病率有上升趋势，与胆管结石的比例从 10 年前的 1.5：1 增至 7.36：1，其中胆固醇结石与胆色素结石的比例也由 1.4：1 上升到 3.4：1。

胆石症分类如下：

1.胆色素结石

胆色素结石包括黑色结石和棕色结石。黑色结石主要形成于肝硬化或慢性溶血性疾病患者的胆囊，而棕色结石可同时形成于胆囊和胆道。细菌感染是原发性胆管结石形成的主要原因。原发性胆管结石在亚洲非常常见，可能是由华支睾吸虫等寄生虫感染或其他未经证实的原因引起的。

2.胆固醇结石

胆固醇结石是根据胆汁中胆固醇、胆汁酸和卵磷脂成分的比例而形成的。大多数胆固醇来自肝细胞的生物合成，而不是饮食中的胆固醇分泌。胆固醇结石的形成主要是由于肝细胞合成的胆汁中胆固醇过饱和，以及胆汁中蛋白质促进胆固醇晶体成核。其他因素应归因于胆囊运动功能的损害，它们共同作用，导致胆汁淤积，促进胆囊结石的形成。

一、胆囊结石

(一)疾病概况

胆囊结石(cholecystolithiasis)指发生在胆囊内的结石，以胆固醇结石和以胆固醇为主的混合型结石多见。西方发达国家发病率较高，我国西北地区比沿海地区发病率高，主要见于成年人，女性高于男性。

(二)病因病理

胆囊结石的发病原因十分复杂，多为综合因素所致。

1.患者因素

年龄、性别及种族因素。50岁以上人群中发病率增高；女性体内的17b-雌二醇与核雌激素受体相结合，会导致胆固醇过多分泌进入胆汁，导致女性胆结石形成率高于男性；欧美国家发病率高于亚洲，我国南方与北方、沿海与内陆、城市与农村之间也存在差异。

2.饮食习惯

高热量、高胆固醇、高脂肪酸或高碳水化合物饮食，以及不吃早餐、不定时进食均可增加胆囊结石的发生率。

3.代谢综合征

肥胖会造成胆囊收缩后胆囊体积增加、胆囊收缩能力降低和对缩胆囊素的敏感性下降，均与结石形成有关。血糖升高会使支配胆囊收缩运动的迷走末梢发生病变，从而导致胆囊排空障碍而可能增加胆石症的发病机会。此外，胰岛素抵抗和高胰岛素血症也可诱发胆囊结石形成。

4.基因与遗传

胆囊素受体改变可能是胆石症胆囊收缩功能障碍的重要致病环节。此外，人体内的ABC G5(ATP binding casstte transporter G5)和ABC G8(ATP binding casstte transporter G8)是一对甾醇转运蛋白，属于ATP结合基因家族，两者基因表达受到转录因子肝X受体α调节,胆固醇的氧化产物氧化胆固醇能刺激转录因子肝X受体α表达，增加了ABC G5和ABC G8表达，也增加了胆汁胆固醇含量，从而促进结石的生成。

(三)临床表现

胆囊结石形成后尚未阻塞胆道时，大多数患者可无临床症状，一般在健康体检、手术时偶然发现，称为无症状胆囊结石或静止性胆囊结石。临床主要表现为胆绞痛，仅有少部分人出现典型腹痛。

1.症 状

(1)胆绞痛：典型发作表现是在饱餐、进食油腻食物后胆囊收缩，或睡眠中体位改变时，由于结石移位并嵌顿在胆囊颈部或壶腹部，导致胆囊排空受阻使得其强力收缩致胆囊内压力升高而发生绞痛，重者大汗淋漓、辗转不安，持续十几分钟至数小时后自然缓解或用解痉药后缓解。疼痛位于右上腹或上腹部，可向右肩胛部和背部反射，呈阵发性或者持续疼痛伴阵发性加剧，可伴恶心、呕吐，多数患者以上症状可反复出现。

(2)上腹隐痛：多数患者在进食过多或油腻食物、工作劳累或休息不佳时，或出现消化不良、腹胀不适、打嗝、嗳气等，常被诊断为慢性胃病时，会出现右上腹或上腹隐痛。少数患者只有右肩背疼痛，容易误诊为关节肌肉疾病。

(3)胆囊积液：是胆囊结石长期嵌顿或阻塞胆囊管口未合并继发感染或胆绞痛的结果。为了保持胆囊内压平衡，胆囊黏膜会吸收胆汁中的胆色素并分泌透明无色的黏液性物质，称为胆囊积液，又称"白胆汁"。

(4)Mirzzi(米里齐)综合征(Mirizzi syndrome)：这是一种特殊类型的胆囊结石。胆囊结石是由于胆囊结石过长伴肝管或胆囊结石与肝管联合位置较低，连续嵌套在胆囊大颈内，或胆囊结石及/或其他良性疾病压迫肝管，导致肝管狭窄。炎症反复发作导致胆囊肝管瘘，胆囊肝管消失，结石部分或全部阻塞肝管，出现反复发作的胆囊炎、胆管炎、明显梗阻性黄疸等一系列症状。

2. 常见体征

(1)腹部体征：单纯性胆囊结石无特殊体征，仅有上腹部胆囊区域压痛，有时右上腹可触及肿大的胆囊，合并胆囊炎时右上腹可有明显压痛、反跳痛或肌紧张 Murphy(墨菲)征阳性。

(2)黄疸：常见于胆囊炎症反复发作合并米里齐综合征患者。

(四)辅助检查

1. 腹部 B 超

为首选辅助检查，B 超可发现结石并明确其部位和大小，还能提供胆囊的大小胆总管的粗细、胰腺的状况等资料，可作为胆囊结石的首选检查，确诊率接近 100%。

2. 腹部 CT

能显示胆囊壁厚度，但不能显示 X 射线检查阴性的结石。

3. MRI

在评估胆囊壁纤维化、缺血及周围组织水肿和脂肪堆积情况方面更为显著，主要用于鉴别急性和慢性胆囊炎。

4. 磁共振胰胆管成像

可发现腹部 B 超和 CT 不易检查出的胆囊和胆总管小结石。CT、MRI 和 MRCP 不作为常规检查。

(五)治疗原则

胆囊切除术是有症状和(或)并发症胆囊结石的最佳治疗方案，无症状的胆囊结石可每 6 个月随访观察，一般不需要预防性手术治疗。

1. 手术治疗

(1)适应证：①已有症状的胆囊结石；②伴瓷化胆囊；③伴胆囊息肉；④胆囊壁逐渐增厚≥4 mm 或胆囊壁局部增厚或不规则，疑似胆囊癌患者；⑤胆囊结石逐年增多和增大或胆囊颈部结石嵌顿患者，合并胆囊功能减退或障碍。

(2)手术方式：腹腔镜胆囊切除术(laparoscopic cholecystectomy，LC)、经脐单孔腹腔镜胆囊切除术(transumbilical single-port laparoscopic cholecystctomy，TSLC)、迷你腹腔镜胆囊切除术(mini laparoscopic cholecystectomy，MLC)和开腹胆囊切除术(open cholecystectomy，OC)。LC 是指在电视腹腔镜窥视下，利用特殊器械，通过腹壁开 3～4 个 0.5～1.5 cm 的小切口，将腹腔镜手术器械插入腹腔内实施胆囊切除术，由于不用开腹、创伤小、出血少、术后疼痛轻、恢复快、住院时间短、腹壁遗留的瘢痕小等优点，其已经迅速普及，成为胆囊结石的首选治疗方法。但在术前确诊或术中发现合并胆囊癌的患者，或术中遇到出血、胆管损伤、患者合并严重感染，治疗胆囊结石合并胆总管结石时解剖位置模糊等意外情况，建议直接或转为开腹手术，以保证患者安全和手术质量。

2. 经皮经肝介入治疗

(1)经皮胆囊切除术超声碎石术：超声引导下经皮胆囊切除术，扩大穿刺针路径，将胆囊切除术插入胆囊。在胆囊切除术直视下用超声压碎结石，将压碎的结石吸出。

(2)经皮胆囊结石镜：超声引导下经皮胆囊结石镜。1～2 周后，打开通往胆囊的肝内窦，引流管逐渐增厚至 4～5 mm。3～5 周后形成实性鼻窦。这时可以通过窦行胆囊结石镜，用胆囊结石镜将胆囊结石取出。以上两种方法的临床实践时间较短，具体效果有待进一步研究。

3. 非手术治疗

无症状的小结石且胆囊功能正常的患者可考虑口服胆汁酸制剂行溶石治疗，常用药物有熊去氧胆酸。对于不同意手术的患者,也可行体外冲击波碎石术(extracorporeal shock wave lithotripsy, ESWL)治疗、口服溶石药疗法、灌注溶石疗法、中医药溶石疗法等。上述方法效果不肯定,临床上已很少应用。

(六)观察及护理要点

1.术前观察及护理要点

(1)入院前准备:首诊医生在门诊开具入院证及相应术前检查,患者在入院前完善相关术前检查(如血液检查、B超等)后办理入院,日间手术患者在麻醉门诊进行麻醉风险评估。

(2)术前宣教:采用医护一体化的入院及术前宣教,了解患者心理状态与需求,告知患者及家属围手术期管理方案、住院流程及术后康复配合知识等,发放健康宣教资料。通过口头、书面和展板等多种形式向患者及家属进行加速康复外科宣教,从而增加患者及家属相关知识储备,提高患者依从性,减少其焦虑恐惧的情绪,保证睡眠质量。内容如下:①腹腔镜手术技术特点、方式及麻醉方式;②告知LC方案、预期目标、术中可能出现中转开腹的情况、术后并发症及其处理方案、预后等;③告知加速康复外科围手术期管理措施的目的和主要流程,鼓励患者术后早期进食、活动;④告知患者出院标准、随访要点和出院后关注要点等注意事项。

(3)术前护理评估:①一般情况:包括年龄、性别、婚姻、职业、饮食习惯、有无吸烟史及妊娠史等;②腹痛发作时的体位、程度、部位、持续时间、性质及有无肩背部放射痛等;③有无肝大、肝区压痛和叩击痛等;④是否触及肿大的胆囊,有无腹膜刺激征;⑤有无食欲减退、恶心、呕吐、黄疸、寒战、高热等症状;⑥影响疼痛和发作的因素,如发作前有无进食油腻饮食、过度劳累、情绪变化等。疼痛时是否会随体位改变、随呼吸加重等;⑦询问既往疾病史,有无类似发作,有无发热和黄疸,治疗及检查情况;⑧监测生命体征、神志、皮肤有无黄染、肢端循环等;⑨注意个体差异,如年龄、性别、肥胖等因素。

(4)呼吸道准备:术前应避免感冒,戒烟,进行呼吸功能锻炼,以减少呼吸道分泌物,有利于术后早日康复。

(5)术前营养:进行低脂清淡饮食,以防诱发急性胆囊炎。术前无须常规禁食禁水,无须肠道准备,术前2 h饮用200~400 mL 12.5%的碳水化合物饮品(推荐由营养科配制)。

2.术后观察及护理要点

(1)病情观察:持续心电监护及低流量吸氧,每分钟2~3 L,严密监测并记录生命体征、伤口有无渗血渗液及腹部体征,了解有无腹痛、腹胀及腹膜刺激征等,低半卧位休息,用床挡保护以防坠床。

(2)疼痛护理:围手术期采用预防性、多模式及个性化结合镇痛策略。推荐使用非甾体抗炎药和选择性环氧合酶-2抑制剂,根据医嘱,手术前晚给予患者塞来昔布40 mg口服,术后予帕瑞昔布40 mg静脉注射镇痛。同时,动态观察患者疼痛评分,选择个性化镇痛方案。对于有自控镇痛泵的患者,注意检查管道是否通畅,评价镇痛效果是否满意。

(3)术后营养:推荐术后早期经口进食,麻醉清醒后可少量饮水,若无不适,则可于术后4 h饮用200~400 mL营养制剂(推荐由营养科配制)。可通过咀嚼口香糖促进肠蠕动,缓解术后口干、口苦等不适。术后12 h进流质饮食,并逐渐由半流质、软食等过渡到正常饮食。少量多餐,进食低脂、高维生素、富含膳食纤维的饮食,忌辛辣刺激性食物,多食蔬菜和水果。

(4)液体管理:采用个性化目标导向性补液治疗,术后一般输注液体1 000 mL左右。

(5)管道护理:胆囊切除术后一般无腹腔引流管,若安置应在术后无胆漏、无感染的情况下早期拔除。

(6)早期下床活动:若麻醉清醒后无头晕头痛、恶心呕吐等不适,可在家属陪伴下进行床边活动及自行大小便。

（7）并发症的护理：①出血：可能与术中血管结扎松脱或凝血功能障碍有关。临床表现为心率增快、血压下降、腹部压痛、腹胀、腹围增大；②胆漏：术中胆道损伤、胆囊管残端破漏是胆漏的主要原因。临床表现为发热、腹胀、腹痛、腹膜刺激征等，或腹腔引流液呈黄绿色胆汁样，常提示发生胆汁渗漏；严重者可出现心率增快、血压下降、休克。应密切观察腹部体征及引流液情况，一旦发现异常，及时报告医师并协助处理：充分引流胆汁，取半卧位，安置腹腔引流管，保持引流通畅，将漏出的胆汁充分引流至体外是治疗胆漏最重要的措施。准确使用抗生素，维持水、电解质平衡。防止胆汁刺激和损伤皮肤，及时更换引流管周围被胆汁浸湿的敷料，给予氧化锌软膏或皮肤保护膜涂敷局部皮肤。

（七）健康指导

1. 术前或采取非手术保守治疗时

严格控制高脂肪和高胆固醇食物摄入，不可饮酒和进食辛辣食物，宜低脂、清淡饮食。

2. 术后饮食

可少量进食水，如无恶心、呕吐，2 h 后可进食 12.5% 的碳水化合物饮品，6 h 后可进食米汤、稀饭，少量多次，如进食后呕吐，暂时禁食，少量饮水至不吐，再吃稀饭。恢复期宜少量多餐饮食，如无腹胀难受，可进食营养丰富的半流质或软食，忌辛辣刺激饮食、暴饮暴食，以及牛奶、豆浆、甜食等产气食物。

术前无特殊要求，根据自身情况合理活动与休息。术后卧床时给患者垫枕头，半坐卧位 10～20 min 后，如无不适症状（如头晕、心悸、发蒙、盗汗等），6 h 后可下床活动，早期下床活动可预防肠粘连及下肢静脉血栓。如坐起后出现不适症状，建议卧床休息，体质虚弱者下床时需家属搀扶。

（八）出院指导及延展性服务

1. 饮食要注意调理，做到"五要"和"四忌"

（1）五要：要讲究饮食卫生，瓜果蔬菜清洗干净，以防食入寄生虫卵；要多吃含维生素A的蔬菜和水果，如绿色蔬菜、胡萝卜、橘子、苹果等；要用植物油烹调，以炖、烩、蒸为主，肥腻食物及动物油不可过早摄入；要吃瘦肉、鸡、鱼（除鳗鱼外）和豆类制品等高蛋白质食物，但不宜过量；要吃可促进胆汁分泌、松弛胆道括约肌及利胆的食物，如山楂、乌梅。

（2）四忌：忌高脂肪食物，如肥肉、猪油、油煎、油炸食品，以及油多的甜品等；忌暴饮暴食，易引起胆绞痛和胆囊切除术后综合征等；忌辛辣刺激调味品，如辣椒（油）、五香粉、咖喱粉及花椒面等；忌烟酒和咖啡。

2. 保持大便通畅

如两三日不排便，服用清泻药物；补充粗纤维食物，增强肠胃蠕动。

3. 利胆药物的服用

术后在医生指导下可服用利胆药物，定期随访调整药物剂量。

4. 起居规律，避免感冒，心情舒畅，保持乐观

5. 坚持锻炼身体

如散步、练气功、打太极拳等活动，避免终日静坐少动。

6. 及时就医

若再次出现腹痛、畏寒发热、巩膜发黄等情况，要立即去医院就诊，避免病情恶化。

二、胆管结石

（一）疾病概况

胆管结石为发生在肝内、外胆管的结石。左右肝管汇合部以下的肝总管和胆总管结石统称为肝外胆管结石，汇合部以上的胆管结石称为肝内胆管结石。肝内胆石症是东南亚最常见的一种疾病，在我国西南、华南、长江流域及东南海岸等局部地区有较高发病率。在我国，

各种类型的胆石症中，肝内、外胆管结石占38%。肝胆管结石病是一种常见的肝胆管结石病，有些患者在手术后会有很高的残余和复发率，所以需要进行一次又一次的手术。在病程较晚的时候，还会出现胆汁性肝硬化、肝实质毁损、肝内胆管癌等症状，这会对患者的身体健康和生活质量造成很大的影响。

（二）病因病理

1.病　因

（1）肝外胆管结石：多为胆固醇类结石或黑色素结石，按照病因分为原发性结石和继发性结石。所有的肝内胆管结石都属于原发性的胆管结石。其原因可能与胆汁淤积、胆道感染、胆道内异物（如蛔虫残骸、虫卵、华支睾吸虫、缝合线等）的解剖学变化相关。出现继发性结石的原因有两种，一种是因为胆囊结石进入胆总管，另一种就是因为内胆管结石进入胆总管。

（2）肝内胆管结石：主要为棕色胆色素结石，病因复杂，主要与胆道感染、胆道梗阻（感染所致的胆管狭窄、胆管解剖变异等原因）、胆汁淤滞、营养不良等有关。肝内胆管结石常呈肝段、肝叶分布，由于胆管解剖位置的原因，左侧结石比右侧多见，左侧最常见的部位为肝左外叶，右侧则为肝右后叶。肝内胆管结石可双侧同时存在，也可多肝段、肝叶分布。

2.病理学

（1）肝内胆管梗阻：结石可造成各种程度的胆道梗阻，在梗阻的近端，胆管扩大，胆汁淤积，结石堆积。长期阻塞可使阻塞之上的肝脏组织纤维化、萎缩，最终发展为胆汁性肝硬化、门脉高压等。

（2）胆管炎：由于胆管结石，胆汁排出不良，极易发生胆管炎症，而反复感染则会使胆管炎症性狭窄加剧；急性感染可导致化脓性胆管炎、肝脓肿、胆道出血，以及全身性败血症。

（3）胆源性胰腺炎：当结石流经胆总管下端时，会损害Oddi括约肌，或卡在壶腹处，造成胰腺急性或慢性炎症。

（4）肝胆管癌：由于胆汁中含有的致癌物和胆管内的结石、炎症和胆汁中的致癌物长期刺激，可使肝胆管发生癌变。

（三）临床特点

1.肝外胆管结石

通常没有症状，或者只有上腹部的不适，如果结石引起胆道阻塞，就会有腹痛、黄疸等症状，如果合并感染，就会有查科（Charcot）三联征象，即腹痛、寒战、高烧、黄疸等。

（1）腹痛：多见于剑突下或右上腹，以阵发性绞痛或持续发作加重为特征，并可向右肩部及后背辐射，常伴有恶心、呕吐，多为胆囊下或壶腹内有结石嵌顿引起的胆道平滑肌或Oddi括约肌痉挛。

（2）寒战、高烧：由于胆道阻塞，继发感染，使细菌、毒素等通过毛细胆管，逆向进入肝窦，到达肝静脉，进而进入体循环，从而引起一系列的临床表现。这种症状多出现在严重的腹部疼痛之后，此时的温度可以达到39℃～40℃，还会出现松弛热的症状。

（3）黄疸：由于胆道阻塞，胆红素向血液中回流而引起。黄疸的严重程度与阻塞的程度、阻塞的部位及有无继发性感染有关。部分阻塞组患者的黄疸程度轻微，完全阻塞组患者的黄疸程度明显加重；伴有胆管炎的患者，由于胆管黏膜与结石之间的距离随着炎症的出现而改变，所以出现了间歇性、波动性的黄疸。黄疸的时候，会表现为尿色变黄，大便颜色变淡，皮肤发痒，当胆管完全阻塞的时候，大便会呈现陶土样。

2.肝内胆管结石

可能多年无症状，或仅在上腹部和胸背部疼痛和不适。大多数患者是在体检或其他疾病中偶然发现的。急性加重期常见的临床表现为腹痛、畏寒、高热、黄疸、右上腹部及剑突下压痛、急性胆管炎引起的肌肉紧张。当梗阻和感染仅发生在某一肝段或大叶胆管时，患者可能没有黄疸；双侧肝内胆管结石或合并肝外胆管结石可发生黄疸。严重者可发生休克，即严重急性胆管炎。查体可见左肝大、肝区压痛、肌肉紧张、叩诊痛等征象。

（四）辅助检查

1. 实验室检查

合并胆管炎时，白细胞计数及中性粒细胞比值明显升高；血清总胆红素及直接胆红素升高；血清氨基转移酶、碱性磷酸酶升高；尿胆红素升高，尿胆原降低或消失。糖类抗原（carbohydrate antigen，CA）明显升高时需进一步检查排除胆管癌的可能。

2. 影像学检查

通过腹部超声可以清楚地看到结石，确定结石的大小及位置，是治疗胆道结石最好的选择。CT 和 MRI 对胆道梗阻的部位和程度及结石的大小和数量有较高的诊断价值。ERCP 和 PTCD 是一种有创伤性的检查方法，可以清晰地显示结石的位置，但是会引起胆管炎和急性胰腺炎，甚至会引起出血和胆汁渗漏。

（五）治疗原则

胆管结石以手术治疗为主。手术原则是去除病灶，取尽结石，矫正狭窄，通畅引流，防止复发。根据胆管结石数量及结石分布范围、胆管狭窄的部位和程度、肝脏的病理改变、肝脏功能状态及全身状况，制订个体化的治疗方案，选择合适的手术方式。

1. 肝外胆管结石

以手术治疗为主。对单发或少发（2～3 枚）且直径小于 20 cm 的肝外胆管结石，可采用经十二指肠内镜取石，但需要严格掌握治疗的适应证。合并胆管炎者，可应用抗生素、解痉、利胆、纠正水和电解质紊乱、营养支持、保肝及纠正凝血功能障碍等措施，争取在胆道感染控制后再行择期手术治疗。

（1）胆总管切开探查、取石和 T 管（T 型引流管）引流术：该术式可保留正常的 Oddi 括约肌功能，为肝外胆管结石的首选方法。适用于单纯胆总管结石，胆管上、下端通畅，无狭窄或其他病变者。若伴有胆囊结石和胆囊炎，可同时行胆囊切除术。术中可采用胆道造影、超声或纤维胆道镜检查，防止或减少结石遗留。术中应尽量取尽结石，仔细探查胆总管全程和肝脏。必要时，可在胆总管内留置 T 管，术后 10～14 d 经 T 管行胆道造影或胆道镜检查、取石，确认胆总管和肝内胆管均无结石或胆管狭窄残留后即可拔管。对于继发胆管结石的患者，可在行胆总管切开探查取石后，将胆总管一期缝合不留置 T 管。

（2）胆—肠吻合：这种方法由于失去了 Oddi 括约肌的作用而逐渐被淘汰。对于：①胆道下段炎症性狭窄，阻塞不能解除，胆道扩大，胆道下段炎症性狭窄；②胆胰交汇处畸形，胆汁直接向胆道内流；③由于病灶已经被部分切除，胆管内壁不能再缝合。最常见的吻合术是 Roux-en-Y 吻合术；十二指肠乳头区的狭小疤痕，可以通过十二指肠行括约肌成形术。在胆肠吻合术中，由于胆囊功能已经丧失，所以必须将胆囊一并切除。当结石嵌顿于胆总管口而无法取出时，可以通过内镜或外科方式进行 Oddi 括约肌切除，即一种较低位置的胆道十二指肠吻合术，但手术适应证必须严格控制。

2. 肝内胆管结石

无症状的肝内胆管结石可不治疗，定期观察、随访即可。临床症状反复发作者应手术治疗。

（1）胆管切开取石术：是用于治疗肝内胆管结石最基本的方法，应争取切开狭窄部位，直视下或通过术中胆道镜取出结石，直至取尽。常用作急性化脓性胆管炎发作时的急救手术。难以取尽的局限性结石需行肝切除。高位胆管切开后，常需同时行胆肠吻合术。

（2）胆肠吻合术：多采用肝管空肠 Roux-en-Y 吻合。Oddi 括约肌有功能时，尽量避免行胆肠吻合术。

（3）肝部分切除术：是治疗肝内胆管结石积极的方法，局限于半肝、一叶或一段的肝内胆管结石，估计能将狭窄胆管和结石连同病肝切净，达到去除病灶的目的。对于肝部分切除的适应证，应首选此手术。切除病变部分的肝，包括结石和感染的病灶、不能切开的狭窄胆管。肝部分切除去除了结石的再发源地，且可防止病变肝段、肝叶的癌变。

(4)残留结石的处理：肝内胆管结石手术后结石残留较常见(20%～40%)，后续治疗包括经引流管窦道胆道镜取石，激光、超声、体外冲击波碎石，以及中西医结合治疗等。

(六)观察及护理要点

1. 术前观察及护理要点

(1)病情观察：生命体征及神志变化：胆道感染时体温升高，呈弛张热，可高达39℃～40℃，同时呼吸、脉搏加快。如血压下降，神志改变，说明病情危重，可能有休克发生，应考虑发生急性胆管炎，及时报告医师，积极处理，做好护理观察记录，准确记录24 h出入量。对于有黄疸者，观察和记录大便颜色并监测血清胆红素变化。及时了解各项辅助检查结果。

(2)腹部症状及体征：观察腹痛的部位、性质、持续时间、有无诱发因素、腹部体征的变化情况。

(3)止痛：对于确诊为重度疼痛的患者，应用消炎利胆、解痉、镇痛等药。为了避免导致Oddi括约肌痉挛，禁止使用吗啡。

(4)降温：视患者的体温状况，采用物理疗法和/或药物疗法；在医生的指导下使用抗菌药物，以控制感染。

(5)营养支持：因为患者对脂肪消化吸收能力低，且常有肝功能异常，故应给予低脂、高蛋白、高碳水化合物、高维生素的普通饮食或半流质饮食，肝功能较好的患者可给富含蛋白质的饮食。对并发感染的病情较重的患者，或有恶心呕吐的患者，应暂时禁食。不能经口进食或进食不足者，给予静脉补液和肠外营养支持。

(6)纠正凝血功能障碍：肝功能受损者肌内注射维生素K_1，纠正凝血功能，预防术后出血。

(7)保持皮肤完整性：应指导患者修剪指甲，勿用手搔抓皮肤，以免造成皮肤破溃引起感染；穿宽松纯棉质衣裤；保持皮肤清洁，用温水擦浴，勿使用碱性清洁剂，以免加重皮肤瘙痒。瘙痒剧烈者，遵医嘱使用炉甘石洗剂止痒，或使用抗组胺药或镇静药等。

(8)心理护理：胆道结石术后容易复发，应鼓励患者畅所欲言，消除患者的焦虑和恐惧心理，建立自信，早日康复。针对患者的病情，对患者进行了相关知识的介绍，并对患者的治疗、预后、手术安全性和术后注意事项进行了详细的介绍。感染急性发作的患者，由于剧烈的疼痛，往往会给他们的心理带来较大的恐慌，因此，护理人员要积极地注意其主诉，仔细地聆听，用亲切、适当的语言进行安慰和鼓励，并积极地给予适当的止痛措施。

2. 术后观察及护理要点

(1)病情观察：严密观察生命体征；伤口有无渗血渗液；腹部体征、有无腹痛腹胀；麻醉清醒后，低半卧位休息，术前有黄疸者，观察和记录大便颜色并监测血清胆红素变化。

(2)疼痛护理：术后行多模式镇痛管理，及时评估患者疼痛情况，遵医嘱按时给予镇痛药物，根据患者的疼痛评分及时给予镇痛药物，让患者处于微痛或无痛状态。对于有自控镇痛泵的患者，注意检查管道是否通畅，评价镇痛效果是否满意。为患者提供安静舒适的环境。

(3)营养支持：在禁食过程中，应给予足够的热量、氨基酸、维生素、水及电解质等，以保证患者的营养状况。在手术后的第1～2日，根据患者的腹胀、腹痛及肠道功能的恢复情况，给予患者流质、半流质、软食和低脂饮食。要注意低脂，高热量，高维生素，少吃多餐。在肠道功能未完全恢复之前，尽量不要吃太多的甜食，也不要吃太多容易导致消化不良的食物，比如，牛奶、豆浆、糖以及含糖的水果等。尽量不要吃高胆固醇、辛辣刺激性的食物，也不要吃油炸食品。

(4)基础护理：做好口腔护理、尿管护理，定时翻身，避免受压皮肤受损；雾化吸入，振动排痰，呼吸训练，预防肺部感染；指导双下肢屈伸外展运动，协助穿抗血栓弹力袜，气压治疗，预防下肢深静脉血栓等。

（5）各管道观察及护理：①输液管道：保持通畅，妥善固定留置针，注意观察穿刺部位皮肤有无红肿、渗出、疼痛等；②留置胃管：必须保持有效引流，将胃管妥善固定于鼻翼旁，防止脱出，以减轻腹胀，待胃肠功能恢复后，一般24～48 h内予以拔除；③尿管：按照尿管护理常规进行，妥善固定，记录小便的引流量，一般术后第1日可拔除尿管，拔管后注意关注患者自行排尿情况；④腹腔引流管：保持引流通畅，定时挤压，防止引流管堵塞、扭曲阻碍引流；妥善固定，翻身活动或搬动患者时，防止引液管脱出。注意观察引流量，术后腹腔管一般无明显液体引流出，或有少量淡红色血性液体，多为腹腔冲洗液体，一般术后第1日不超过50 mL，术后24～48 h后即可拔除。

（6）T管引流的护理

①目的：a. 引出胆汁，并对患者进行降压。因为胆汁排出不畅，会造成胆总管压力升高，胆汁外泄，从而造成腹膜炎的发生。b. 残留结石的引流术。将胆道中残留的结石，特别是淤积的结石，经T型导管排出；还可以通过T管进行造影术和胆道镜下取石。c. 对胆管进行支持。避免在胆总管切口处出现粘连、瘢痕狭窄等问题，从而使管腔缩小。

②适当的固定：手术结束后，立刻把无菌的一次性引流袋（最好能防止返流）与T型导管相连。注意做好消毒工作。在床边（在T管排出口平面以下）紧固引流袋。在患者翻身和活动的过程中，要注意保护好引流，避免因牵扯而导致导管脱落。

③保证引流通畅：不能使T型导管折叠、扭转、挤压，不能使引流导管从体内抽出；要从上往下按压引流，以免堵塞。视患者的病情，一星期换1～2次引流。如果胆汁的引流率突然降低，则需要考虑是不是有坏死的组织，残留的结石，或者是被寄生虫所阻塞，或者是有可能是由于导管的扭曲和受压所致。当T管的引流液中出现血凝块、絮状物或泥沙样的时候，应及时进行挤压，以避免堵塞。可以在医生指导下使用50 mL注射器负压抽吸，也可以选择使用生理盐水低压冲洗。

④强化观察：a. 24 h T管内胆汁排出量、颜色及性质，是否有沉淀物，并对其进行观察和记录。成年人的胆汁是一种深黄色的透明液体，看起来像是菜油一样，有一定的黏性。手术后24 h，引流量在300～500 mL之间，当恢复饮食后，可增加到每日600～700 mL，之后逐渐降低到每日200 mL左右。如：胆汁量较少，主要表现为肝细胞坏死、胆汁分泌减少；大量的胆汁表明肝脏的功能较差，而在胆总管的下部有阻塞；红棕色的胆汁表明有胆管出血；青绿色混浊的胆汁表明有感染；胆汁变淡，说明肝功能减退；胆汁内有沙粒状的沉淀物，说明有残留的结石。b. 对胆汁中是否有残留的结石和虫体，如有需要，可将其取出，送病理检查或作细菌培养。c. 观察患者的皮肤和巩膜有没有黄疸，排泄物的颜色有没有正常，胃口有没有出血倾向。d. 注意腹部症状，有无腹痛，上腹部压痛，反跳痛，腹肌紧张，发烧等腹膜炎症状。e. 注意引流管道附近的皮肤是否被胆汁腐蚀，并在需要的时候涂抹一些氧化锌的药膏。f. 手术后5～7 d内，不允许对引流进行压力灌洗。g. 对于胆汁引流量大的患者，应视情况选择夹管、口服胆汁，或服用含有胆盐的药物等方法。

⑤防止感染：长时间佩戴导尿管的患者，在导尿管的更换过程中，要严格按消毒方法进行，并要经常更换导尿管。平卧时，引流导管的末端不应超过腋中线；坐、站、走等姿势，引流导管的末端不应超过引流导管的水平面，否则会造成胆汁反流，造成感染。在引流管的入口附近，用消毒纱布包住，以保证局部的干燥，避免胆汁渗入到皮肤中，导致发炎。

⑥健康教育：告诉患者T型导管的意义；告诉患者床上和床下活动的注意事项；多吃一些咸一点的东西，这样可以提高胃口，并补充失去的盐。

⑦夹管的护理：如果T管内胆汁颜色正常，并且随着时间的推移，引流率会逐渐降低，可以在10～14 d内，视患者的病情而定，如果没有腹痛，没有发烧，没有黄疸，没有颜色，并且已经做了夹管实验，就可以做夹管了，这样可以让胆汁更快地进入肠道，有助于食物的消化。方法：饭前、饭后分别夹住导管1 h→白日、晚上分别打开引流导管→一整日。在夹

管的过程中，要注意观察患者是否有腹部胀痛、发热和黄疸等不适症状，如果出现了不适症状，就要暂停夹管，需要继续引流，如没有任何不适症状，就可以按照顺序进行夹管试验。

⑧拔管的护理：通过 T 管进行胆道造影，确认胆道内无残留结石、狭窄，且下端通畅，造影后，打开 T 管，连续引流超过 24 h，使 T 管内注入的造影剂完全排出。如果胆道通畅，没有结石或者其他的疾病，在没有任何不适感的情况下，可以将 T 管重新夹闭 24～48 h，然后将 T 管取出来。对于年龄较大、低蛋白血症、长期使用激素的患者，可以适当地延长 T 管留置的时间，等窦道成熟后，再进行拔除，以免出现胆汁性腹膜炎的情况。拔除导管后，剩余的窦道可以用一块凡士林纱布来填塞，一两日就可以自己封闭。观察创面渗出量，腹部体征，体温，皮肤黏膜状况。对于胆管镜下仍有残余结石的患者，必须在 T 管内放置至少 6 周后才能进行取石或其他治疗。

⑨更换 T 管引流袋的操作规范：a. 目的：防止患者发生逆行感染；通过日常护理保证引流的有效性；观察引流的量、颜色、性状。b. 评估：询问、了解患者病情；评估患者管道引流情况及其周围皮肤情况；评估患者合作程度。c. 准备：护士准备。衣帽整洁、着装正规，操作前洗手、戴口罩；患者准备。取适当体位；用物。治疗车、棉签、消毒液、移动数据终端(PDA)/医嘱单、一次性手套 2 双、引流袋、治疗巾、环钳、量杯(或量筒)、标签、无菌纱布、弯盘；环境准备。环境应清洁、安静、舒适。d. 操作步骤：见表 2-1。

表 2-1　更换 T 管引流袋的操作步骤

操作步骤	要点与原则
备齐用物携至患者床旁，PDA 核对患者信息及医嘱	问候患者，保护其隐私，营造温馨气氛
向患者解释清楚操作目的、注意事项	消除顾虑，取得合作
协助患者躺平或半卧，暴露引流管连接部位	引流管无张力性牵拉
评估引流管管口周围伤口情况，引流液的量、色、性状，检查引流管是否通畅	向患者反馈情况
取治疗巾铺于引流管连接部下方	
用环钳夹闭引流管远端	引流管末端翘起，不接触治疗巾
戴手套，取下引流管接头，将引流袋置于治疗车下层夺盘内，引流管头端用手套包裹置于垃圾桶内	
手消毒，取无菌棉签两根置于消毒液中	无菌操作
第一次消毒管口，由内向外环形消毒，准备纱布，待干	由断口向引流管外的上方清毒
第二次消毒同前，准备引流袋，待干	
再次查对，用无菌纱布包裹消毒管口，连接引流袋，并妥善固定引流袋	
松开环钳，检查管道是否通畅	
贴标签，标明安置和更换日期	
整理用物，协助患者卧于舒适的体位	整理床单位，注意保暖
健康宣教，洗手，查对，戴手套，倒引流液，记录	记录引流物颜色、性状、量

(7)并发症的护理：①出血：多发生于术后 24～48 h，出血部位通常在腹腔、胆管内或胆肠吻合口。可能与术中血管结扎线脱落、肝断面渗血及凝血功能障碍有关；胆管内或胆肠吻合口出血多因结石、炎症引起血管壁糜烂、溃疡或术中操作不慎引起。可见腹腔引流管引流出的血性液体每小时超过 100 mL，持续 3 h 以上，伴有心率增快、血压波动；胆管内或胆肠吻合口出血在术后早期或后期均可发生，表现为 T 管引流出血性胆汁或鲜血，粪便呈柏油样，可伴有心率增快、血压下降等。护理：严密观察生命体征、腹部体征、末梢循环、引流管尤其是腹腔引流管的引流情况，每小时观察并记录引流液的颜色、性状及量；一旦发现出

血征兆，及时报告医生并采取相应措施，防止发生低血容量性休克；②胆瘘：由术中胆管损伤、胆总管下端梗阻、T管脱出所致。

（七）健康指导

1.饮食及活动

（1）术前或采取非手术保守治疗时：严格控制高脂肪和高胆固醇食物摄入，不可饮酒和进食辛辣食物，宜低脂、清淡饮食。

（2）术后饮食：可少量进食水，如无恶心、呕吐，2 h后可进食12.5%的碳水化合物饮品，6 h后可进食米汤、稀饭，少量多次，如进食后呕吐，暂时禁食，少量饮水至不吐，再吃稀饭。恢复期宜少量多餐饮食，如无腹胀难受，可进食营养丰富的半流质或软食，忌辛辣刺激饮食、暴饮暴食，以及牛奶、豆浆、甜食等产气食物。术前无特殊要求，根据自身情况合理活动与休息。术后卧床时给患者垫枕头，半坐卧位10～20 min后，如无不适症状（如头晕、心悸、发蒙、盗汗等），6 h后可下床活动，早期下床活动可预防肠粘连及下肢静脉血栓。如坐起后出现不适症状，建议卧床休息，体质虚弱者下床时需家属搀扶。

2.T管维护

参见本节"T管引流的护理"。

3.疼痛及肺部康复管理

（1）疼痛管理：告知患者疼痛管理的目的和意义，提高患者用药依从性。教会患者正确使用自控式镇痛泵。

（2）深呼吸训练：指导患者练习慢而深地吸气，呼气末屏气2 s，然后缓慢呼气。

（3）计量式呼吸训练器的使用：指导患者呼气末立即含任咬嘴深慢吸气，吸满后屏气（至少2 s），移开咬嘴缓慢会唇呼气。重复以上动作，每组10次，每日至少3组。

（4）雾化吸入的方法：雾化吸入前用温水漱口，清除口腔内分泌物及食物残渣。手持雾化吸入器，上下齿轻咬吸嘴，嘴唇较大的包绕吸嘴，用力均匀平稳地深吸气，使药液充分达到支气管和肺组织，屏气（至少2 s），然后缓慢呼气，呼气气流不要对着吸嘴。雾化吸入后用温水漱口，防止药物在咽部聚积。

（5）手法拍背、咳痰的方法：雾化吸入后立刻拍背，侧重于肺下叶拍打，通过外部振动刺激，根据患者情况采用机械振动排痰或手法排痰，促进痰液排出。

（八）出院指导及延展性服务

1.饮食指导

注意饮食卫生，定期驱除肠道蛔虫。应进食低脂肪、高维生素、富含蛋白、易消化的食物；带T管的患者应注意补充盐分。

2.活　动

根据患者自身的情况，适当休息及活动锻炼，循序渐进，逐步过渡到正常活动。

3.伤　口

出院前伤口予以换药。有缝线的患者术后两周拆线，拆线后2～3 d可把伤口上的敷料撕除；敷料去除后3～5 d可以淋浴，不可揉搓伤口，出院1个月伤口长好后可正常洗澡。

4.复　诊

建议非手术治疗的患者要定期去医院检查，如果有腹痛、黄疸、发热等症状，要及时就医。有T型导管的患者在手术后一个月再来医院复查，并视患者病情而作胆管逆行摄影，同时拔管。当患者出现腹痛、发烧、黄疸等症状时，要及时就医。

5.对于带有T管的出院患者的护理

（1）要加强T管的护理教育，让患者穿着宽松、舒适的衣物，以免给患者带来压力。

（2）淋浴时，可用塑料薄膜覆盖引流管口周围皮肤，若出现敷料渗湿，及时到医院换药，以防感染。

(3)出现恶心、食欲差、腹痛、发热、黄疸、引流异常或管道脱出时，及时就诊。

(4)定期复查，了解胆道通畅情况，为拔除T管提供依据。

(5)妥善固定T管，活动时注意防止折叠、扭曲及脱落，每周到医院更换引流袋1~2次，并注意无菌操作。

(6)长期戴T管的患者需半年至一年更换T管一次。

6.延续性护理

建议在患者术后3日、术后30日，通过电话、网络等方式对患者进行定期随访，及时了解术后康复情况，修改延续护理方案，提高生活质量。

三、病　例

(一)一般资料

患者沈某某，女性，30岁，汉族。

现病史：患者主诉间歇性右、中上腹部胀痛不适一周，无恶心、呕吐。

诊疗经过：患者自述于入院前5日在进食油腻食物后出现右上腹胀痛不适，伴有后背部胀痛，无寒战、高热及黄疸。于2022年2月15日门诊以"胆囊结石、胆总管结石"收住入院。入院后积极完善相关检查，确诊为"胆囊结石、胆总管结石"。在2022年2月18日8:00在全麻下行胆囊切除、胆总管探查取石T管引流术。术后第三日，T：36.5℃，P：96次/min，R：19次/min，BP：76~120 mmHg，患者精神好，切口敷贴包扎完整，无渗出，腹腔引流管引出淡红色血性液15 mL，T型管引出黄褐色胆汁350 mL。已排气、排便，进食后无腹痛及腹胀。全身皮肤黏膜及巩膜无黄染，右上腹轻压痛，无反跳痛及肌紧张。自理能力评分85分，属轻度依赖；Morse评分25分，属中风险；Brenden评分21分，属低风险；管路滑脱风险评分11分，属低风险。

既往史：否认输血史，否认肝炎、结核、高血压、心脏病、糖尿病史，否认食物药物过敏史。

心理—社会评估：夫妻关系和睦，经济状况良好。

生活习惯与自理程度：饮食起居规律，无不良嗜好。

(二)辅助检查

1.心电图

窦性心律，正常心电图。

2.腹部彩超提示

(1)胆囊炎。

(2)胆囊结石。

(3)胆总管结石。

3.胸部正位

心肺未见明显异常征象。

4.各项化验

(1)血常规：①2月15日：白细胞7.13×10⁹/L，血小板356×10⁹/L；②2月20日：白细胞9.05×10⁹/L，血小板293×10⁹/L。

(2)生化全项：①2月15日：总胆红素25.3μmol/L，直接胆红素10.7μmol/L，间接胆红素18.6μmol/L；②2月20日：总胆红素11.6μmol/L，直接胆红素6.2μmol/L，间接胆红素4.8μmol/L。

(三)诊　断

(1)胆囊结石。

(2)胆总管结石。

第四节　黄疸的护理

黄疸是指皮肤、黏膜与巩膜由于血清胆红素增高而呈现黄染的现象，临床表现为胆红素代谢障碍。成人血中胆红素的正常浓度为 $5.13\sim17.1~\mu mol/L(0.3\sim1.0~mg/dL)$，当超过 $34.2~\mu mol/L(2~mg/dL)$ 时，即有黄疸出现。如血清胆红素已有升高，但在 $34.2~\mu mol/L(2~mg/dL)$ 以下，肉眼未见黄疸，称为隐性黄疸。黄疸一般表现为皮肤、黏膜、巩膜的黄染。由于血中高胆汁酸盐，而引起全身皮肤瘙痒；伴随肝功能下降，患者会出现全身疲倦、发热、食欲下降、恶心、呕吐、厌食油腻、腹胀、便秘或脂肪泻及进行性消瘦等症状。临床上将黄疸分为溶血性黄疸、肝细胞性黄疸和阻塞性黄疸 3 种类型。相关因素有：①溶血性黄疸：地中海性贫血，新生儿溶血，药物性溶血；②肝细胞性黄疸：病毒性肝炎，中毒性肝炎；③阻塞性黄疸：原发性胆汁性肝硬化，药物性黄疸，肝外胆管的炎症、水肿、结石等。

一、临床表现

(一)症　状

1.皮肤、巩膜及其他组织发黄

胆红素与含弹力纤维的组织有很强的亲和力，因此，含弹力纤维的巩膜、皮肤及黏膜是最容易发黄的。当黄疸加重时，尿液、痰、眼泪和汗水也会变成黄色，而唾液通常不会变成黄色。黄染的深浅和导致黄疸的原发病和黄疸的持续时间有很大的关系。

2.尿液及粪便颜色变化

在肝脏细胞型或阻塞型黄疸时，尿液颜色变深，有时为深褐色，其颜色变化与尿液中胆红素的含量密切相关。有的患者一开始会发现尿颜色加深，有的患者会在巩膜、皮肤、黏膜上出现黄色斑点。溶血性黄疸患者一般表现为巩膜皮肤发黄，但是尿色不深，如果是急性溶血，则会伴随有血红蛋白尿，导致尿液呈现酱油色。在阻塞性黄疸的时候，粪便的颜色会发生改变，有的甚至会变成灰色。

3.胃肠道表现

黄疸患者多表现为腹胀、腹痛、食欲减退、恶心、呕吐、腹泻、便秘，这些表现随病因的不同而有细微的差别。

4.胆盐症

以皮肤瘙痒，心动过缓、腹胀、泄泻、夜盲症、乏力、精神萎靡及头疼为主要临床症状。

(二)伴发的症状

(1)急性胆管炎，肝脓肿，钩端螺旋体病，败血症，大叶性肺炎等，均可出现黄疸伴发热的表现。首先会有发烧，然后会有黄疸，这是病毒性肝炎或者是急性溶血的表现。

(2)胆道结石，肝脓肿，胆道蛔虫病，黄疸伴有上腹部剧痛；右上腹部剧痛，寒战，高热，及黄疸的三联征象，说明是一种急性化脓性胆管炎。病毒性肝炎、肝脓肿、原发性肝癌等疾病都会导致患者出现持续的右上腹部钝痛或胀痛。

(3)黄疸并有较大的肝脏，但有轻微到中度的肿胀，有较软的或较硬的，表面平滑的，这是由于病毒性肝炎引起的，也是由于胆管堵塞引起的。在原发或继发的肝细胞癌中，肿大明显，质地硬，表面有不规则的结节。肝硬化时，肝脏体积不大，质地坚硬，边缘粗糙，表面有小结节。

二、辅助检查

(一)实验室检查

当患者有黄疸症状时，首先要做血清中的总胆红素和直接胆红素，其次要做尿胆红素、尿胆原、肝功能等检查。

1.黄疸表现为间接胆红素增高

常见于各种溶血性疾病及新生儿黄疸。直接胆红素占总胆红素的比例低于35%。除了以上的项目之外，还要做红细胞脆性试验、酸溶血试验、自身溶血试验、抗人球蛋白试验、血常规、尿隐血、血清游离血红蛋白、尿含铁血黄素、血清乳酸脱氢酶、葡萄糖-6-磷酸脱氢酶等都是与溶血性疾病相关的项目。

2.以直接胆红素增高为主要表现的黄疸

主要表现在各种类型的肝内外阻塞，导致胆汁排出障碍，其中直接胆红素所占的比例超过55%。除了常规的检查项目之外，还要做5-核苷酸酶、碱性磷酸酶、γ-谷氨酰转肽酶、亮氨酸氨基肽酶、5-核苷酸酶、总胆固醇、脂蛋白-X等项目。

3.肝细胞损害合并黄疸

在各种肝脏疾病中都可见到，其临床特征是直接胆红素和间接胆红素同时增高，其中间接胆红素占总胆红素的35%～55%，对肝功能的检测也有异常。

(二)其他化验项目

(1)血、尿常规。

(2)血清胆红素和黄疸指数的测定。

(3)尿胆红素的测定，尿胆原的测定，尿胆素的测定。

(4)测定血清酶活性。

(5)血液中的胆甾醇、胆固醇含量的检测。

(6)免疫检测(IgG)。

(7)射线摄像。

(8)B型超声波检查。

(9)对放射性核素的检验。

(10)肝脏切片。

(11)一种用腹腔镜进行的手术。

三、治疗原则

黄疸的治疗原则是在明确原发病的基础上针对病因治疗、对症治疗。

四、护理评估

(一)健康史

评估黄疸的原因及伴随症状。

(二)身体状况

评估黄疸、黄染的部位及程度、持续时间，评估患者是否伴随发热、上腹疼痛、肝部肿大、腹胀、食欲缺乏、恶心、呕吐、腹泻、便秘、皮肤瘙痒、乏力、夜盲症等不良症状。

(三)心理—社会状况

了解患者的心理状态，评估其是否有紧张、焦虑的心理情绪及对疾病治疗及预后的认知程度、心理承受能力和支持程度等。

五、护理诊断

(一)激动、忧郁

与皮肤瘙痒及疾病预后有关。

(二)知识缺乏

不同疾病造成的黄疸预后结果不一样。

（三）自我形象紊乱

与胆红素代谢障碍造成皮肤、巩膜黄染有关。

（四）潜在并发症

皮肤破损、感染及出血。

六、护理措施

（一）病情的观察

严密观察患者的黄斑分布、颜色、尿液颜色、粪便颜色和皮疹的情况；密切关注化验报告，特别是总胆红素；伴随症状的改变和程度。

（二）饮食护理

肝病患者应该以高蛋白、高热量、低脂肪、高维生素的食物为主，但肝性脑病患者必须控制蛋白质摄入。如果有胆道疾病，为了避免因为吃了太多的脂肪而导致的腹部疼痛或者是消化不良，需要吃一些低脂的食物。有腹水的患者应该少吃含钠食物，少喝水。因为烟、酒进入人体后，都要在肝中排毒，所以会增加肝的负担，造成肝的损伤。

（三）多运动，多休息

不论什么原因引起的黄疸患者，都要有足够的睡眠，特别是肝炎引起的黄疸患者，最好是在床上躺着，这样可以更好地保护肝细胞，促进肝细胞的修复。随着病情的好转，可以在床上、床边和病房内逐步地活动。

（四）长时间卧床

会导致肠道蠕动的降低，从而导致便秘的发生。在粪便中停留时间较长，会导致胆红素的再吸收增多，从而导致黄疸的加重。平时可以多吃一些粗纤维食物，如香蕉等，同时要注意保持粪便的通畅，要养成按时排便的良好习惯，不能因为便秘而用力排便，需要在医生的指导下服用缓泻剂。

（五）肌肤保养

（1）由于肌肤温暖时容易发痒，清凉的肌肤能帮助止痒，故应适当增减衣物、床单，保持房间内的温度，有需要时开空调，冬季若室内空气较干，可适当增加湿度，并涂抹润肤露或润肤霜。

（2）嘱咐患者不要搔抓、摩擦皮肤，要及时修整指甲，以免抓伤皮肤，造成感染；如果晚上有比较严重的瘙痒，可以在睡觉之前用热水淋浴，水温最好控制在35℃～37℃之间，不要用强碱性的肥皂，洗完澡后要涂抹一些保护性的霜剂、保湿乳剂等。

（3）内衣松软，以纯棉面料为好，尽量不要穿化纤面料和混纺面料；可以选择一些外用的药物，比如，炉甘石洗剂、薄荷酚洗剂、止痒药水等。

（六）防止出血

（1）日常生活中出现牙龈出血、皮肤瘀斑、黑便、血尿、吐血等症状时要特别关注。

（2）注意防止患者摔倒和伤害。

（3）注射时，应采用小型针头，采完血或打完针后，应及时按压止血。

（4）尽量不要吃含有化学性、机械性等刺激的食品，也不要吃太烫、太辣、太粗糙的食品。

（5）避免举重、咳嗽、排便、呕吐等导致腹部压力上升的行为。

（6）在医生的指导下，服用维生素K。

七、健康教育

注意心理卫生，情绪紧张、烦躁、情绪低落都会引起瘙痒，所以要保持心情愉悦，多参与下棋、听音乐、闲聊、看电视等消遣，避免观看具有强烈刺激作用的电影电视，养成早起、早睡的好习惯。

八、案　例

（一）一般资料

基本信息：患者男性，69 岁。

1. 现病史

间歇性右、中、上腹部胀痛不适 1 月余，加重伴全身皮肤黏膜及巩膜黄染 7 日。

诊疗经过：患者自述于入院前 1 月余，无明显诱因出现发热，无寒战及黄疸。患者遂就诊当地医院，诊断为：肺部感染，给予输液治疗（具体药物及剂量不详）14 日后，患者无发热后出院。并于此次入院前 7 日，上述症状在夜间再次发作，疼痛持续不易缓解，并伴有皮肤黏膜及巩膜黄染，患者遂就诊于当地医院诊断为"黄疸"。为求进一步治疗于 2021 年 3 月 2 日门诊以"梗阻性黄疸"收住入院。病程中患者饮食差，睡眠不良，小便颜色深黄，大便颜色变浅，体重及体质状况无明显下降。入院后积极完善相关检查，于 3 月 4 日 14：00 在全麻下行腹腔粘连松解、胆总管探查取石 T 型管引流术，术后 16：50 安返病房，切口敷贴包扎完整，无渗出，腹腔引流管及 T 型管均接袋引流通畅，予腹带固定，腹腔引流管引出淡红色血性液，T 型管引出黄褐色胆汁，即刻给予特护、监护、禁食水，抗炎、止血、抑酸补液等对症支持治疗。患者 3 月 6 日 2：00 心电监护示：心率 168 次/min，汇报医生，急查心电图示：心房纤颤，医生给予盐酸胺碘酮注射液静脉注射及泵入治疗，4：00 心电监护示：窦性心律。3 月 8 日腹腔引流管引出淡红色血性液 2 mL，11：00 医生予以拔除腹腔引流管。今日术后第 14 日，患者精神好，切口敷贴包扎完整，无渗出，T 型管引出黄褐色胆汁，二便正常，全身皮肤黏膜及巩膜轻度黄染，无腹痛腹胀，体重无明显下降。

2. 既往史

于 13 年前在行"腹腔镜下胆囊切除术"，术后恢复好，否认输血史，否认肝炎、结核、高血压、心脏病、糖尿病史，否认食物药物过敏史。

3. 心理—社会评估

夫妻关系和睦，经济状况良好。

4. 生活习惯与自理程度

饮食起居规律，无不良嗜好，生活自理。

5. 身体评估

神志清，精神好，全身皮肤黏膜及巩膜轻度黄染。腹部平坦，全腹未见肠型及蠕动波，切口愈合良好，T 型引流管引流通畅，置管口无渗出，右上腹轻压痛，无反跳痛及肌紧张。全腹部未扪及包块及肿物，肠鸣音正常，3～5 次/min，无肠鸣音亢进及气过水声。

（二）辅助检查

1. 心电图

(1) 4/3 心电图：窦性心律，不正常心电图（完全性左束支阻滞）。

(2) 6/3 心电图：①心房颤动；②完全性左束支阻滞。

2. 3/3 心脏彩超

左右室舒张功能减低，二尖瓣、三尖瓣、主动脉瓣、肺动脉瓣返流（少量）。

3. 腹部、门脉、泌尿系 B 超

(1) 3/3：①脂肪肝、肝内多发强回声光团；②胆囊切除术后；③脾大；④前列腺增生并钙化斑形成；⑤胰、双肾、门脉系统声像图未见明显异常。

(2) 8/3 复查 B 超：①肝内不均略低回声区；②肝内胆管结石；③胆囊切除术后；④脾大、脾静脉增宽；⑤右肾钙乳征；⑥左肾声像图未见明显异常。

4.3/3 胸部 CT

两肺局灶性慢性炎症。

5.3/3 腹部 MR

(1)胆囊缺如。

(2)肝总管下段结石多考虑。

(3)肝右叶肝管近段小结石多考虑。

(4)脂肪肝。

(5)左肾小囊肿。

6.各项化验

(1)血常规：①3/3 血常规：白细胞：12.56×10^9/L，中性粒细胞百分比：78.5×10^9/L，红细胞：4.65×10^{12}/L，血小板：72×10^9/L。血型：A 型、Rh 阳性；②6/3 血常规：白细胞：10.55×10^9/L，中性粒细胞百分比：80.2×10^9/L，红细胞：4.25×10^{12}/L，血小板：109×10^9/L；③10/3 血常规：白细胞：7.82×10^9/L，中性粒细胞百分比：60.3×10^9/L，红细胞：4.45×10^{12}/L，血小板：279×10^9/L。

(2)生化全项：①3/3 生化全项：钾 3.46 mmol/L，总蛋白 38.2 g/L，总胆红素 312.3 μmol/L，直接胆红素 206.7 μmol/L，间接胆红素 105.6 μmol/L 全程 C 反应蛋白 20.52 mg/dL；②6/3 生化全项：钾 3.24 mmol/L，总蛋白 58.1 g/L，总胆红素 226.6 μmol/L，直接胆红素 164.6 μmol/L，间接胆红素 62.0 μmol/L；③10/3 生化全项：钾 3.24 mmol/L，总蛋白 63.5 g/L，总胆红素 93.8 μmol/L，直接胆红素 68.5 μmol/L，间接胆红素 25.3 μmol/L，全程 C 反应蛋白 1.83 mg/dL。

(3)肝脏肿瘤标志物：3/3 糖类抗原 CA-199：80.53 IU/mL。

(4)D-二聚体联合检测：3/3D-二聚体：2.64 mg/L。

(5)降钙素原：①3/3 降钙素原：10.92 ng/mL；②10/3 降钙素原：0.44 ng/mL。

(三)目前诊断

(1)胆总管结石伴急性化脓性胆管炎。

(2)梗阻性黄疸，胆囊切除胆总管探查术后。

(3)完全性左束支传导阻滞。

第三章　神经系统疾病的护理

第一节　颅脑损伤的护理

颅脑外伤是一种常见的外科急诊，主要表现为头部外伤、颅骨骨折及大脑损伤，这三种情况可以单独发生，也可以同时发生。头颅外伤是继肢体外伤之后的第二大并发症，其病死率、致残率也是人体外伤的第一大并发症。通常是由外部力量对头部造成的伤害，一般是由坠落、车祸、跌倒等利器造成的，而在战争时期，火器伤则是最常见的。重型颅脑损伤常引起神经功能障碍，严重时可致残疾或死亡，对其进行有效的抢救及良好的护理，可减少其病死率及残疾率。研究内容包括：颅脑外伤的临床表现、处理原则和护理方法。

一、头部外伤患者的护理方法

（一）病理生理

发生在头部外伤患者中，头部外伤是最常见的一种。可分为头颅血肿，头颅撕裂。

1.头颅血肿

以钝性损伤为主，根据血肿的位置可分为 3 类：皮下血肿、帽状腱膜下血肿、骨膜下血肿。

（1）皮下血肿：在皮下与帽状腱膜的交界处，血肿的扩散困难，具有局部性、小型性、广泛性、病灶等特点。

（2）帽状筋膜下血肿：其部位为帽状筋膜与头盖骨外骨膜的交界处，由于其具有较强的渗透性，其渗出性可达整个头盖骨，且有大量的出血。

（3）骨膜下血肿：是指骨膜与头盖骨的间隙，通常是由于头盖骨骨折所致，由于骨膜与头盖骨缝隙紧密相连，所以通常只限于头盖骨的一小块区域，并以缝隙为界限。

2.头颅破裂伤

多为利器、钝器撞击造成的，由于头颅内有大量的血流和大量的出血量，常导致失血性休克。

3.头皮撕裂伤

头盖腱膜下的一大片头皮连同头盖骨的骨膜一起被撕裂，或者将额肌颞肌和骨膜一起撕裂，露出头盖骨的骨膜或头盖骨的外板，在剧痛和大出血的情况下，往往会引起外伤后休克。

（二）临床征象

1.头皮上的皮下血肿

皮下血肿具有局限性、高度紧张、边缘凸出、中心凹陷、有明显的压痛感。帽状腱膜下血肿的范围可以延伸到头上，头变大，有明显的起伏感觉。骨膜下血肿通常局限在一个特定的头颅区域，其边界是骨缝，且有很高的张力。

2.头皮裂伤

头皮撕裂伤的伤口有大有小，有深有浅，伤口边缘多呈不规则状，可能会有组织缺损，可能会有大量的失血，也可能会出现休克。

3.头上撕脱伤

无头皮，头盖骨暴露，易引起休克，并有明显的头盖骨断裂及脑部外伤，但少见。

（三）辅助检查

对于单纯的头皮外伤，诊断起来并不困难，主要是看是否有头颅骨折，是否有头部外伤，是否有休克，需要做 X 光、CT、MRI 等检查。

（四）护理诊断与护理措施

1.疼 痛

与损伤有关。使用抗生素和止痛药物；必要时给予镇静剂和镇痛剂。

2.组织完整性受损

与损伤有关。

（1）头皮血肿：小血肿无须特殊处理，1～2周可自行吸收；伤后给予冷敷以减少出血和疼痛，24 h后改用热敷以促进血肿吸收；切忌用力揉擦，巨大血肿需加压包扎，或在无菌操作下穿刺抽血后加压包扎；骨膜下血肿伴有颅骨骨折者不宜加压包扎，以防止血液经骨折缝流入颅内。

（2）头皮裂伤：局部压迫止血，争取24 h内清创缝合。头皮血运丰富，即使受伤已超过24 h，只要无明显感染征象，仍可彻底清创一期缝合。明显坏死污染的头皮应切除，但不可切除过多，以免缝合时产生张力。常规应用抗生素和破伤风抗毒素。

（3）头皮撕脱伤：急救过程中，立即加压包扎止血强效镇痛剂镇痛，注射破伤风抗毒素。在无菌、无水和低温密封下保护撕脱头皮，随患者一起送至医院。①头皮不完全撕脱且时间较短者，彻底清创消毒后直接缝回原处；②头皮完全撕脱在6 h内、皮瓣完整未污染、血管断端整齐，可清创后行头皮血管吻合，再全层缝合头皮；③撕脱的皮瓣已不能利用，可取自体中厚皮片，做游离植皮；④撕脱时间长，创面感染或经上述处理失败者，可先行创面清洁和更换敷料，待肉芽组织生长后再植皮。如颅骨裸露，还需做多处钻孔至板障层，待钻孔处长出肉芽后植皮。

3.潜在并发症

出血、感染、休克等。

（1）严格无菌操作：观察有无全身和局部感染表现，严格无菌操作规程。

（2）药物治疗：遵医嘱应用抗生素，预防感染。

（3）预防出血：①头皮损伤有合并颅骨骨折和颅内血肿的可能，应注意有无颅内压增高的症状；②头皮血肿经加压包扎后，如血肿范围进行性增大，可能是大血管破裂或存在凝血障碍，为预防休克的发生，应及时报告医生。

二、颅骨骨折患者的护理

头颅骨折是由于受到外力的影响，导致头颅的结构发生变化。其严重程度并非由于骨折造成的，而是由于合并有颅内血肿及脑、神经和血管的损害，从而威胁到患者的生命。

（一）脑外伤的病理生理学

原因为外力，在头盖骨遭受外力冲击时，其重心会向下塌陷，进而引起整个头盖骨的变形，首先是颅骨的内板出现了裂痕，如果外力继续作用，则会导致外板出现裂痕，从而造成塌陷或粉碎。颅内硬膜破裂，通常会造成脑脊髓液鼻或耳渗漏。根据损伤部位，头盖骨骨折和颅底骨折；根据骨折的类型，可将其分类为：线形骨折，凹陷骨折，粉碎性骨折，空洞型骨折；根据骨折处有无通气，可将其分成封闭性与开放性两种类型。

（二）临床特点

1.头盖骨骨折

有两种类型，一种是直线型，另一种是凹陷型。单纯的触诊，是很难找到直线型骨折的，只有在软组织失血少的情况下，才有可能找到。如果有凹陷的骨片压迫到了局部的脑组织，那么就会有相应的表现。如果骨折造成的血管或静脉损害，造成脑出血，就会出现脑高压。

2.颅底骨折

由于颅底的硬脑膜和头盖骨之间存在着紧密的粘连，所以在颅底骨折的时候，往往会伴随着硬脑膜的破裂而导致的脑脊液渗漏，这种情况通常被认为是一种开放性骨折。根据骨折的部位，可以将其划分为颅前窝骨折、颅中窝骨折和颅后窝骨折，其症状包括 3 个方面（表 3-1）。结论：颅底骨折的诊断应以临床症状为主。

表 3-1　3 种颅底骨折的临床表现

骨折部位	皮下或黏膜下瘀斑	脑脊液漏	颅神经损伤
颅前窝	眼睑、球结膜下出血；呈熊猫眼征、兔眼征	鼻漏	嗅神经、视神经
颅中窝	乳突区（Battle 征）	鼻漏和耳漏	面神经、听神经
颅后窝	乳突、咽后壁黏膜下及枕下区	无	少见

（三）辅助检查

1.X 射线检查

X 射线可帮助了解骨折片陷入的深度和有无合并脑损伤。是颅盖骨折诊断的主要依据，对颅底骨折诊断意义不大。

2.CT

可确定有无骨折，有助于脑损伤的诊断。

（四）护理诊断与护理措施

1.疼　痛

与损伤和颅内压增高有关。

（1）休息与体位：取头高足低位，降低颅内压，缓解患者紧张情绪。

（2）病情观察：密切观察患者意识、瞳孔、生命体征、颅内压增高症状和肢体活动等情况，及时发现和处理并发症。

2.潜在并发症

颅内压增高、颅内出血、感染等。

（1）预防感染：颅底骨折伴有脑脊液漏者，遵医嘱使用 TAT 及抗生素预防感染，防止逆行性颅内感染。

（2）脑脊髓液漏症的治疗：具体介绍。①卧位：患者平躺，把床抬到 15～30 cm 高，这样可以利用地心引力，把脑组织往颅底方向移动，这样可以让脑膜慢慢地和周围的脑膜产生粘连，从而把脑膜的破洞给封住，等脑脊液不再渗漏 3～5 日后，患者可以换成平躺；②监测脑脊液渗漏：每日清洗两次，对鼻前庭和外耳道进行消毒，以免棉球蘸水过多，造成液体倒灌入颅骨；在外耳道口或鼻前庭疏松地放上干棉球，棉球渗湿后及时更换，并对 24 h 内浸湿的棉球数量进行观察和记录，从而估算出漏出液量；③防止脑脊液倒流到颅内：对于鼻腔、外耳道不能堵塞、不能冲洗、不能滴药的患者，禁止经鼻腔插管（胃管、鼻导管），也不能进行腰椎穿刺。不要剧烈咳嗽，打喷嚏，流鼻水，不要掏耳朵，不要挖鼻子；为了避免造成颅内感染，尽量不要憋气；④抗菌药物的使用：在医生的指导下，合理使用抗菌药物及破伤风抗毒素，防止颅内感染的发生。

（五）健康教育

1.就诊指导

头皮损伤处理后，应注意若出现喷射性呕吐、头痛等应及时去医院就诊。

2.生活指导

日常工作、生活要注意安全防护，建筑工人、摩托驾驶员等均应佩戴安全帽，避免头部受伤。

三、脑损伤患者的护理

脑损伤患者的护理包括脑膜、脑组织、脑血管和脑神经等。按照脑损伤出现的时间和原因，可以将其划分为两种类型，一种是原发性的脑损伤，另一种是继发性的脑损伤。第一种是在受到暴力作用后，会在第一时间发生的脑损伤，具体包括了脑震荡、脑挫裂伤等。后一种是由于脑水肿或者是颅内血肿导致的，这种情况在受伤后会出现，对脑组织造成压力。根据大脑受伤后与外部世界的联系情况，可将大脑划分为两种类型，一种是封闭性的，另一种是开放性的。

（一）病理生理

脑挫裂伤轻者仅见局部软脑膜下皮质散在点片状出血。较重者损伤范围广泛，常有软脑膜撕裂，深部白质亦受累。严重者脑皮质及其深部的白质广泛挫碎破裂、坏死，局部出血水肿，甚至形成血肿。脑挫裂伤的继发性改变脑水肿和血肿形成具有更为重要的临床意义。

（二）临床表现

1. 脑震荡

在没有显著脑组织器官损伤的情况下，患者在遭受碰撞后，立刻出现暂时的知觉丧失和一过性的神经系统功能障碍。受伤后会有短暂的意识丧失，通常情况下只会持续 30 min 左右，在意识障碍期间还会出现面色苍白、出冷汗、血压下降、脉缓、呼吸浅慢、瞳孔变化等症状。当他的意识恢复之后，他无法回忆起自己在受伤之前发生过的事情，但却能清晰地记得自己曾经做过的事情，这就是通过性失忆。醒来后会出现头痛、头晕、恶心呕吐、失眠、情绪不稳定、记忆力减退等症状。神经功能检查未见明确的阳性指标。

2. 脑挫裂伤

指暴力作用于头部后，立即发生的脑器质性损伤。因受伤的部位和程度不同，临床表现差别较大。

（1）意识障碍：是脑挫裂伤最突出等症状，伤后立即出现昏迷，昏迷时间超过 30 min，可长达数小时、数日至数月不等，严重者长期持续昏迷。

（2）生命体征改变：由于脑水肿和颅内出血引起颅内压增高，出现血压升高、脉搏缓慢、呼吸深而慢，严重者呼吸、循环功能衰竭。伴有下丘脑损伤者，可出现持续高热。

（3）局灶症状与体征：脑皮质功能区受损时，伤后立即出现与脑挫裂伤部位相应的神经功能障碍症状或体征，如语言中枢损伤出现失语，运动区受损伤出现对侧瘫痪等。如大脑"哑区"损伤，则可无明显局灶症状。

（4）脑膜刺激征：合并蛛网膜下腔出血时，患者可有剧烈头痛颈项强直和克尼克征阳性，以及脑脊液检查有红细胞。

3. 颅内血肿

在头颅外伤中，颅内血肿是最常见的一种二次伤害，如果得不到及时的救治，往往会威胁到患者的生命。颅内血肿根据出现症状的时间有 3 种，分别是 3 日内出现症状的急性血肿，3 日内出现症状的亚急性血肿，3 日后出现症状的慢性血肿。硬脑膜外血肿、硬脑膜下血肿、脑内血肿都是根据血肿的位置来划分的。创伤性头颅内血肿通常伴随有一次脑损害，或者没有一次严重的大脑损害。不论是何种类型的创伤性脑血肿，其病程与临床表征基本一致。如果是原发性脑损伤者，首先会有脑震荡或者脑挫裂伤的症状，如果是颅内血肿，会对脑组织造成压力，从而导致颅内压升高或者脑疝。但是，不同位置的血肿有不同的表现。

（1）硬膜外血肿：位于头盖骨内侧与硬膜间的一种类型，通常是由于患侧头盖骨断裂，导致脑膜中动脉断裂而造成的，多为急性类型。患者有 3 种意识障碍。①一般情况下，受伤后昏迷会有一个"中间苏醒期"，因为最初的苏醒期很短，所以在血肿形成之前就已经苏醒了，或者情况有所改善，但是经过一段时间之后，由于颅内血肿的产生，颅内压力升高，或者造成了脑疝，患者再次陷入了苏醒期；②原发颅内伤较重，伤后昏迷时间长，且逐渐加重，可使颅内血肿表现为无明显征象；③初发脑损害较轻，创伤后不伴有初发意识，但在血肿形成后可发生二次意识障碍，患者在昏迷之前或昏迷期间常有头痛、呕吐等高颅压症状，而幕上血肿多有小脑幕上腹股沟疝的特征。

(2)硬膜下血肿：为颅内出血集中于硬膜下腔内，多为急性或亚急性，多为脑挫裂伤后皮质内血管破裂所引起。由于多伴有脑挫裂伤、脑水肿等并发症，其临床表现为长期昏迷或逐渐加重，极少有"中间苏醒"，早期出现高颅压、脑疝等。慢性硬膜下血肿是一种罕见的疾病，多见于老年患者，且病程漫长。患者的临床表现有很大的差别，可能会有轻度的头部外伤，以慢性颅内压升高为主，还可能会出现偏瘫、失语、局限性癫痫等局灶症状，或者出现头晕、记忆力减退、精神失常等智力和精神方面的症状。

(3)颅内血肿：多见于脑实质，多为脑挫裂伤所致的颅内血管破裂所致，常伴有颅内硬膜下血肿，其临床症状类似于颅脑挫裂伤、颅内硬膜下血肿等。

(三)辅助检查

1.影像学检查

(1)CT检查：能清楚地显示脑挫裂伤的部位、范围和程度，还可了解脑室受压、中线结构移位等情况，是目前最常应用最有价值的检查手段。其典型的表现为局部脑组织内有高、低密度混杂影，点片状高密度影为出血灶，低密度影则为水肿区。

(2)MRI检查：一般很少用于急性颅脑损伤的诊断，但对较轻的脑挫伤灶显示优于CT。

(3)X射线检查：虽然不能显示脑挫裂伤，但可了解有无骨折，对着力部位、致伤机制伤情判断有一定意义。

2.腰椎穿刺

腰椎穿刺检查脑脊液是否含血，可与脑震荡鉴别。同时，可测定颅内压或引流血性脑脊液以减轻症状。但对颅内压明显增高者，禁用腰椎穿刺。

(四)护理诊断与护理措施

1.意识障碍

与脑损伤、颅内压增高有关。

(1)意识状态：意识清醒者床头抬高15°～30°，有利于颅内静脉回流，减轻脑水肿。注意头颈不要过伸或过屈，以免影响颈静脉回流。昏迷患者或吞咽功能障碍者宜取侧卧位或侧俯卧位，以免误吸呕吐物、分泌物。

(2)重要指标的监视：对重要指标的监视，要先测气、后测脉、后测血压，以免患者因情绪激动而影响其准确度。"两慢一高"是创伤后主要生理指标的变化，并伴随着逐渐加重的意识障碍，这是颅内压力升高引起的一种代偿性生理指标变化；中枢性高热多见于下丘脑、脑干损伤；受伤后几日如果发生高热，可能是由于继发性感染所致。

(3)瞳孔的改变：观察左右眼睑的大小是否一致，眼球的位置及移动，并比较左右眼睑的形状、大小及对光的反射。如果受伤后服用阿托品、麻黄素等药物，可以让瞳孔变大，吗啡、氯丙嗪等药物会让瞳孔变小。

(4)神经系统体征：密切观察肢体运动、感觉反射等情况。如发现患者较为明确神经系统功能障碍，如单瘫、偏瘫等，或原有的神经功能障碍加重，都要考虑病情加重或发生继发性损害的可能。

2.营养失调——低于机体需要量

与呕吐、长期不能进食有关。创伤后的应激反应使分解代谢增强，应及时、有效补充能量和蛋白质以减轻机体损耗。

(1)开始时机：入院后48 h内，血流动力学稳定即可开始。

(2)营养途径：肠道功能允许的情况下，首选肠内营养。患者存在肠内营养禁忌证或肠内营养法达到能量目标时，可补充肠外营养。意识好转出现吞咽反射时，逐步恢复经口进食。

(3)营养配方：能量供应每千克体重一般为每日25～30 kcal，蛋白质每千克体重每日1.5～2.5 g。

(4)肠内营养的护理：①要注意营养液温度、速度、浓度的控制；②监测营养达标情况及不良反应如呕吐腹泻、感染等；③体位和管道的管理：为减少误吸，在无禁忌证情况下，床头应抬高30°～45°。每4小时检查胃管位置抽吸胃液检查潴留情况，若胃残留＞250 mL应暂停喂养。营养输注管路应每24小时更换一次。

3.清理呼吸道无效

与意识障碍有关。

(1)清除呼吸道异物：及时清除口咽部的血块和呕吐物，并注意吸痰。

(2)开放气道：舌根后坠者放置口咽通气管，必要时气管插管或气管切开。气管切开者严格执行气管切开护理常规。

(3)加强呼吸道管理：保持室内适宜的温湿度。建立人工气道者，加强气道管理，维持气道通畅。痰液较多者，经评估后按需吸痰，注意吸痰时间和次数。严格执行无菌操作，避免因吸痰导致颅内压增高。必要时遵医嘱给予抗生素，防治呼吸道感染。

4.潜在并发症

颅内压增高、脑疝、癫痫感染、失用综合征等。

(1)躁动护理：对躁动患者不可强加约束，避免因过分挣扎使颅内压进一步增高，应加床挡保护并让其戴手套，以防坠床或抓伤，必要时由专人护理。

(2)应激性溃疡：常见于严重颅脑创伤、手术时间长、大剂量类固醇皮质激素使用、休克等患者积极使用质子泵抑制剂和H_2受体抑制剂予以预防，用药时间至少3～7 d。早期肠内营养，可有效预防应激性溃疡的发生。一旦出现消化道出血，可加用止血药或行胃镜下止血。必要时行胃肠减压，并做好大量失血的各项抢救准备工作。护理中要做好这几点：①病情观察：严密观察患者意识、瞳孔、生命体征的变化；②饮食护理：消化道出血急性期，意识清醒的患者应先禁食，待病情稳定后进食流质或半流质饮食；昏迷患者病情稳定后可采取早期肠内营养支持；③体位护理：出血期绝对卧床休息。昏迷患者呕吐时去枕平卧，头偏向一侧，防止误吸。待病情稳定后抬高床头30°。

(3)外伤性癫痫：任何部位脑损伤都可能引起癫痫，早期癫痫发作的原因是颅内血肿、脑挫裂伤、蛛网膜下腔出血等；晚期癫痫发作主要是脑的瘢痕、脑萎缩、感染、异物等引起，可预防性使用苯妥英钠等抗癫痫药物。护理措施：①保证患者睡眠，避免情绪激动，预防意外受伤；②在发作前应注意观察发作的征兆；③在发作时注意保持呼吸道通畅，并给予患者吸氧、纠正癫痫发作所致的脑缺氧情况，保护患者的安全；④在发作后准确记录癫痫发作症状、持续时间及发作类型等，重点观察药物使用后可能出现的呼吸抑制。

(4)蛛网膜下腔出血：颅骨破裂后，患者可出现头痛、发热、颈项僵硬等"脑膜刺激性征象"，应在医生的指导下服用解热、止痛药。如果患者情况比较稳定，没有颅内血肿，也没有颅内压升高，脑疝，可以做腰椎穿刺，排出血性脑脊液，缓解头疼。

(五)健康教育

1.康复训练

有语言障碍、身体残疾或无法自理等情况的患者，应在病情稳定之后，及时进行康复训练。要有耐心地对患者进行功能训练，给患者制定一些只要是经过努力就可以完成的训练项目，当康复效果有所改善时，患者就会有一种成就感，从而建立起继续锻炼和重新生活的信心。

2.对于有外伤性癫痫的患者

要及时用药，并在医嘱下逐步减少剂量，直到停止。避免从事危险的活动，以免出现事故。

3.生活指导

针对严重残疾患者的各类后遗症，给予恰当的处理，引导患者建立正确的生活观念，并引导患者在一定程度上能自我照顾；并对家属的生活护理、方法和注意事项进行详细的说明。

四、案　例

(一)一般资料

患者董某某，女性，55 岁。

1.现病史

患者因 17 日前重物砸伤头部，于 2022 年 01 月 21 日 15：00 急诊入院，平车推入病室。家属代诉患者伤后神志不清，急呼 120 送往人民医院，急诊在全麻下行"创伤性硬膜下血肿清除去骨瓣减压术"，术后经脱水、抗感染、营养神经、气管切开等对症治疗后，家属为求进一步治疗，转入我科。入院时患者神志浅昏迷，呼之不应，双侧瞳孔等大等圆 2 mm，对光反射灵敏。气管切开，气管套管固定良好，气切口皮肤完好无破损，可自气管套管内吸出少量黄色黏痰。鼻饲管固定良好通畅，右肘正中 PICC 导管输液通畅，穿刺处无渗血，贴膜无卷边。保留导尿管通畅，尿色清亮。四肢肌力 0 级，肌张力正常，周身皮肤完好无破损。T：36.9℃；P：84 次/min；R：20 次/min；BP：115/82 mmHg。入院后给予重症监护、心电监测、氧气吸入、全流质饮食。患者各项评分：Morse：70 分；Braden：11 分；管路滑脱风险评分：18 分；ADL：0 分。

现患者神志浅昏迷，呼唤睁眼，双侧瞳孔等大等圆 3 mm，对光反射灵敏。气管切开，气管套管固定良好，气切口皮肤完好无破损，可自气管套管内吸出少量黄色稀痰。鼻饲管固定良好通畅，保留导尿管通畅，尿色清亮。右侧肢体肌力Ⅲ级，左侧肢体肌力 0 级，肌张力均正常，周身皮肤完好无破损。给予一级护理、氧气吸入、全流质饮食，保留导尿、抗感染、化痰平喘、肠外营养等对症治疗。患者各项评分：Morse：50 分；Braden：9 分；管路滑脱风险评分：17 分；ADL：0 分。患者自入院后每日间断性发热，体温波动在 37.4℃～39.6℃，遵医嘱给予药物降温后体温可降至正常。

2.既往史

否认肝炎、结核、疟疾病史，否认心脏病、糖尿病、脑血管疾病、精神疾病史，否认手术、外伤、输血史。

3.过敏史

否认食物、药物过敏史，预防接种史不详。

4.生活习惯及自理能力

患者生于酒泉市久居本地，无牧区、矿区、低碘区居住史，无化学性物质、放射性物质、有毒物质接触史。无吸烟、吸毒、饮酒史。无宗教信仰。既往生活完全自理，现患者生活自理能力评分：0 分，属重度依赖。

5.心理—社会评估

患者及家属对疾病了解，可积极配合治疗。婚后育有 2 子，配偶子女均体健。家庭和睦、经济状况一般。

6.身体评估

患者今日入院第 38 日，生命体征：T：38.1℃；P：91 次/min；R：22 次/min；BP：121/75 mmHg。神志浅昏迷，双侧瞳孔等大等圆 3 mm，对光反射灵敏。循环系统：窦性心律、率齐。呼吸系统：听诊双肺可闻及呼吸音。肌力：右侧肢体肌力Ⅲ级，左侧肢体肌力 0 级，肌张力均正常。周身皮肤完整。

(二)辅助检查

1.心电图

窦性心律、心率齐。

2.B 超

肝胆胰脾双肾，心脏彩超未查。

3.CT 检查

(1)1.25：脑外伤去骨瓣术后改变、右侧额顶叶脑挫伤吸收改变、双肺坠积性炎性病变并左肺下叶不张、双侧胸膜增厚。

(2)2.5：与 1.25 片比较基本无变化，双侧胸腔积液。

(3)2.14：脑外伤去骨瓣术后改变、右侧额顶叶脑挫伤吸收期、脑干梗死灶、双肺炎性病变并左肺下叶不张、双侧胸膜增厚、左侧胸腔积液。

(4)2.25：与 14 日比较无明显变化，左侧少量胸腔积液。纤维光束气管镜检查。

(5)2.10：总气管少量分泌物，左右总管腔通畅、黏膜光滑轻微充血，各基低支少量脓性分泌物，气管、支气管炎性改变。

4.痰培养＋鉴定

(1)2.14：铜绿假单胞菌。

(2)2.17：热带念珠菌；痰液细菌涂片：白细胞大于 25。

(3)2.18：铜绿假单胞菌。

(4)2.25 日：铜绿假单胞菌、肺炎克雷伯氏菌肺炎亚种。

5.血培养＋鉴定

2.25：无真菌生长。

6.血常规、生化检查

(1)2.24：全程 C 反应蛋白 4.38。

(2)2.27：淋巴细胞百分比 18.5，单核细胞绝对值 0.61，红细胞计数 3.04，血红蛋白浓度 95。

7.血气分析

2.25：氧分压 77.2；血红蛋白 96；氧合指数 368。

8.自身抗体全套

2.25：阴性。

9.血清检查

2.27：肥达氏实验、外裴氏实验凝集反应＜1：40，布鲁菌病抗体四项凝集反应阴性。

(三)入院诊断

(1)脑挫伤。

(2)创伤性硬膜外、下血肿。

(3)创伤性蛛网膜下腔出血。

(4)颅骨骨折。

(5)肺挫伤。

(6)肺不张。

(7)胸腔积液。

(8)气管切开术后。

(四)药物治疗

1.抗感染

哌拉西林钠/他唑巴坦钠 3 g，Tid，ivgtt；乳酸环丙沙星注射液 0.4 g，Bid，ivgtt。

2.祛痰、止喘

二羟丙茶碱注射液 0.25 g，Qd，ivgtt；盐酸溴己新葡萄糖注射液 4 mg，Bid，ivgtt。特布他林 1 支＋布地奈德 1 支＋乙酰半胱氨酸 2 支雾化吸入，Tid。

3.营　养

脂肪乳氨基酸葡萄糖注射液 1 440 mL，Qd，ivgtt。

第四章　内分泌系统疾病的护理

第一节　甲状腺腺瘤的护理

甲状腺腺瘤(thyroid adenoma)是最常见的甲状腺良性肿瘤,根据形态学分为滤泡状和乳头状囊性腺瘤两种类型,滤泡状腺瘤多见,周围有完整的包膜。

一、临床表现

本病多见于40岁以下的妇女,多数患者无任何症状,常在无意中或体检时发现颈部有圆形或椭圆形结节,多为单发。结节表面光滑,边界清楚,包膜完整,无压痛,随吞咽上下移动。瘤体性质决定结节质地,腺瘤质地较软,而囊性质韧。腺瘤生长缓慢,如果乳头状囊性腺瘤因囊壁血管破裂而致囊内出血时,瘤体能在短期内迅速增大并伴有局部胀痛。

二、辅助检查

(一)B超

可检出甲状腺肿块;假如出现了囊内出血的症状,说明是囊性病变。

(二)核素 ^{131}I、^{99m}Tc 检查

多为温性结节,如果有囊腔出血,可出现冷、冷两种结节,通常情况下,结节的边界是清楚的。

三、治疗原则

根据患者的临床症状,并辅以相关的检查,可以确诊。因为约有20%的甲状腺腺瘤会导致甲亢,还有10%的患者会发生恶性变化,所以必须尽早对其进行全或全切(腺瘤小)手术,并且在手术中需要及时进行病理检查来确定肿瘤的性质。

四、护　理

(一)护理诊断和合作问题

1.患者的焦虑

与颈部包块性质不明,环境变化,对手术和预后的担忧等因素相关。

2.可能的并发症

如:呼吸困难,窒息,喉返神经和/或上喉神经的损伤,四肢痉挛,等等。

3.对咽部和气管的刺激

分泌物的增加,以及切口的疼痛,都是清除不彻底的原因。

(二)护理指标

(1)患者的情绪平稳,减少了患者的焦虑感。

(2)患者生命体征稳定,没有出现任何并发症,或者已经出现的并发症被及时发现和处理。

(3)患者应及时清理鼻腔内的分泌物,保证气道的畅通。

(三)护理评定

(1)患者的精神状态是否稳定,有无安静的睡眠。结果:患者及家属对甲状腺切除术的接受度及护理配合度均较高。

(2)患者的生命体征是否平稳，有无呼吸困难，出血，喉返及喉上神经损伤，手足痉挛等并发症的发生。结论：预防和治疗方法正确、及时、有效，对患者的康复有重要影响。

(3)患者在手术后是否能有效地进行咳嗽，并及时地将鼻腔内的液体排出体外，以保证气道的畅通。

五、健康教育

(1)心理疏导。甲状腺腺瘤手术后，患者都会有一定的心理障碍，需要患者做好心理疏导，积极配合手术。

(2)在手术后的 3 个月内，在手术后的切口完全愈合后，患者可以在手术后的 3 个月内继续进行颈部的运动。由于斜方肌有损伤，所以在进行颈部淋巴结清扫手术时，必须在手术结束后马上进行肩部及颈部的功能训练。

(3)对患者进行跟踪观察，并教会患者进行颈项自我检查；患者出院后，应定期复查颈部、肺及甲状腺等各项指标。发现有异常的结节或肿块，应及时到医院检查。

六、案　例

(一)一般资料

患者男，53 岁，主诉：发现颈前包块 2 年。

1.现病史

患者自述于入院前 2 月无意间发现颈部有一蚕豆大小的包块，无疼痛不适，随吞咽上下移动、无头痛、双眼干涩，不伴乏力、多汗、心悸、急躁易怒，无呼吸困难、声嘶、咳嗽、胸痛；无失眠、发热、头晕、纳差、消瘦、肢体水肿等症状，当时未予重视，观察后肿块不能消失。后肿块有所增大，来我院门诊行颈部 B 超示：双侧甲状腺等回声结节。于 2022 年 9 月 12 日患者为求进一步明确诊断及治疗来我院就诊，门诊以"双侧甲状腺腺瘤"收住我科。患者自发病以来，神志清，精神可，饮食可，睡眠可，二便正常，体重无明显增减。入院后积极完善相关检查后，术前检查无明显手术禁忌，术前准备充分。于 9 月 19 日 11：00 在全麻下双侧甲状腺病损切除术、左侧甲状腺次全切除术、左侧喉返神经探查术，手术顺利，术后携带切口引流管 1 根，给予妥善固定，于 9 月 21 日 10：00 给予拔出引流管。

2.既往史

30 年前在县医院行"阑尾切除术"，青霉素过敏史，无高血压、心脏病、糖尿病病史。

3.个人史

患者已婚，配偶及子女体健，无肿瘤家族遗传史，传染病史。

4.入院风险评估

Braden 压疮评分 23 分，Morse 跌倒评分 0 分，自理能力评分 100 分。

(二)辅助检查

1.心电图示

窦性心律。

2.B 超示

左侧甲状腺实行结节斑钙化；双侧甲状腺多发海绵样回声结节。

3.CT 检查报告示

双侧甲状腺饱满，密度弥漫性减低并左叶钙化灶，考虑良性。

4.心脏彩超示

主动脉瓣钙化关闭不全(不全)；左右室舒张压功能减低。

5.甲状腺功能 5 项

正常。

6.血型

0 型，RH 阳性。

(三)治疗及护理

1.二级护理

普食。

2.药物治疗

术后给予止咳、化痰、补液等对症治疗。

第五章　泌尿系统疾病的护理

第一节　泌尿系统损伤的护理

泌尿系统损伤大多是胸、腹腔内脏器损伤或腰椎、骨盆发生严重损伤时的合并伤，以男性尿道损伤最多见，其次为肾和膀胱损伤，输尿管损伤少见。

一、肾损伤

肾位于肾窝，位置隐蔽，通常不易受损，但肾包膜较薄、质地较脆，易因暴力而导致肾损伤，常是严重多发性外伤的一部分。

（一）分　类

1. 开放性损伤

开放性损伤多因子弹、刀刃等锐器贯穿所致，多伴有胸、腹腔脏器损伤，伤情复杂而严重。

2. 闭合性损伤

闭合性损伤临床最多见。可由直接暴力如撞击、挤压、跌倒、肋骨骨折等所致，也可由对冲伤、突然暴力扭转等间接暴力所致。

3. 医源性损伤

一些医疗操作，如经皮肾穿刺活检、肾造瘘等也有可能造成不同程度的肾损伤。

（二）病理类型

闭合性肾损伤根据损伤程度不同可分为以下类型。

1. 肾挫伤

肾挫伤可致肾实质有轻微损伤，肾实质内和（或）包膜下形成血肿、肾包膜及肾盂黏膜均完整。

2. 肾部分裂伤

肾部分裂伤可致肾实质部分裂伤，伴肾盂黏膜或肾包膜破裂。

3. 肾全层裂伤

肾全层裂伤可致肾包膜、肾实质和肾盂肾盏黏膜均破裂。

4. 肾蒂血管损伤

肾蒂血管损伤可致肾蒂或肾段血管的全部或部分撕裂。

（三）临床表现

1. 血　尿

血尿是肾损伤常见的症状。肾挫伤时可有少量血尿，大量肉眼血尿常为严重肾裂伤。如血块堵塞输尿管、肾蒂血管断裂或输尿管断裂等，血尿可不明显或无血尿。

2. 疼　痛

肾包膜下血肿或血、尿渗入肾周围组织可出现患侧腰、腹部疼痛；凝血块堵塞输尿管可发生肾绞痛；尿液、血液渗入腹腔，可表现为全腹痛和腹膜刺激征。

3. 腰腹部肿块

肾周围血肿和尿外渗时，可形成肿块，有明显触痛和腰部肌肉强直。

4. 发　热

由于血肿、尿外渗易继发感染，出现寒战、高热等全身中毒症状。

5.休 克

严重肾损伤、出血量大或合并其他脏器损伤，因外伤和失血可发生休克。

(四)辅助检查

1.实验室检查

尿常规检查可见大量红细胞，甚至出现肉眼血尿；血常规检查若有血红蛋白和血细胞比容进行性降低，提示有活动性出血，合并感染时白细胞计数可增多。

2.影像学检查

B超检查可显示肾损伤的程度和部位、有无肾包膜下血肿或肾周围血肿、有无尿外渗及对侧肾情况等。CT、MRI 可显示肾损伤程度、范围及尿外渗等情况。排泄性尿路造影、肾动脉造影等检查可发现肾损伤的范围、程度等。

(五)护理诊断与护理措施

1.组织灌注量改变

组织灌注量改变与创伤、大出血等有关。

(1)病情观察：密切观察生命体征、尿量及颜色、局部有无肿块及血肿范围变化、疼痛的部位及程度、局部腹膜刺激征等。若出现大出血、休克等症状，应积极给予抗休克处理并报告医师，做好手术准备。

(2)休息：非手术治疗期间患者绝对卧床休息 2～4 周，以免过早下床活动导致再出血，待病情稳定、血尿消失后可考虑离床活动。肾全切除术后应卧床休息 2～3 d，肾修补或肾周引流术后应绝对卧床 1～2 周。

2.疼 痛

疼痛与损伤后局部肿胀、腹膜炎等有关。

(1)病情观察：观察疼痛的部位及程度，局部腹膜刺激征等。

(2)疼痛护理：减少出血，可遵医嘱应用止血药物。腰腹部疼痛明显的患者，遵医嘱给予镇静止痛剂，以缓解疼痛，同时避免因躁动而加重出血。

(3)药物护理：遵医嘱使用有效抗生素，预防和控制感染。

3.潜在并发症

潜在并发症包括感染、休克等。

(1)病情观察：监测生命体征，观察尿量及颜色，并做好记录。观察有无出现出血加剧、腰腹部包块明显增大等。鼓励患者多饮水，全身支持疗法。

(2)切口护理：观察切口有无红、肿、热痛等感染征象，保持敷料清洁、干燥，遵医嘱应用抗生素。

(3)引流管护理：肾脏术后留置肾周引流管，应妥善固定肾周引流管及集尿袋，保持引流通畅和引流管口处敷料清洁、干燥，观察引流液的量和性状等。引流管一般于术后 2～3 d引流量减少即可拔除。

(六)健康教育

(1)需要长期卧床的严重肾损伤患者，卧床休息期间防止压疮。嘱患者多饮水，进行深呼吸、有效咳嗽、咳痰练习，进行肌肉锻炼等，预防泌尿系统感染、肺部感染和肌肉萎缩等并发症的发生。

(2)伤后 2～3 个月内不宜参加重体力劳动或剧烈运动，防止继发性损伤引起出血。

(3)行一侧肾切除者，应注意保护健侧肾功能，尽量不服用对肾脏有损害的药物或物质。

二、膀胱损伤

膀胱充盈时膀胱壁薄而紧张，高出耻骨联合并伸股至下腹部，失去骨盆保护，此时在外力作用下容易发生膀胱损伤。

（一）分　类

1. 开放性损伤

开放伤以利器或子弹穿透为主，常伴有直肠和阴道等其他器官的损伤，容易出现膀胱直肠瘘、膀胱阴道瘘和腹壁尿瘘等。

2. 封闭性损伤

在膀胱充满的情况下，由于下腹部受到撞击、挤压等直接的力量，很容易造成膀胱的伤害，这是最常见的。骨盆骨折的骨板可以直接穿透膀胱壁，对膀胱壁造成损伤。

3. 医疗性损伤

尿道和膀胱器械的检查和治疗，以及下腹部的手术等，都会引起膀胱的损伤。

（二）病理分型

依据损害的严重程度，可分为以下两类。

1. 膀胱挫伤

损伤没有穿透膀胱壁面，只对膀胱黏膜或肌肉造成伤害，因局部出血或血肿的形成，可出现血尿，但不会有尿液流出。

2. 膀胱破裂

膀胱破裂可分为两类：一类是腹膜外，另一类是腹膜内。①腹膜外型是指在腹腔内的膀胱壁被切开，但腹腔内没有任何破损，尿液可以溢出到膀胱周边和耻骨后间腺体，这种类型的患者多发生在膀胱前壁的外伤，多伴有骨盆骨折；②腹膜内型是指在膀胱壁破裂的同时伴有腹膜破裂，尿流进腹腔，多发生在膀胱顶或后壁上，并渗入到腹中。

（三）临床症状

1. 休　克

由于骨盆骨折造成的大量出血，剧烈疼痛，以及由于膀胱破裂而造成的尿外渗出的感染，或者是腹膜炎，都会造成休克。

2. 血　尿

排尿困难，有轻微的膀胱壁挫伤，可以是少量的血尿。当膀胱破裂时，患者有尿意却不能排泄，或只有少许血尿。

3. 腹　痛

膀胱壁轻度挫伤时，可表现为下腹部疼痛。如膀胱破裂尿液外渗至膀胱周围或腹腔，腹膜外破裂，表现为下腹部的疼痛、压痛及腹肌紧张；腹膜内破裂，表现为急性腹膜炎症状，流入尿液多时可有移动性浊音。

4. 尿　瘘

开放性膀胱损伤导致膀胱与体表，阴道或直肠相通时，可引起体表伤口漏尿、膀胱阴道瘘、膀胱直肠瘘。

（四）辅助检查

1. 导尿试验

导尿管可顺利插入膀胱并能引流出 300 mL 以上清亮尿液，基本上可排除膀胱破裂。若导尿管顺利插入膀胱后不能引流出尿液或仅能引流出少量血尿，则应考虑膀胱破裂。此时，从导尿管向膀胱内注入无菌生理盐水 200～300 mL，片刻后吸出，若液体进出量差异明显，提示膀胱破裂。

2. X 射线检查

腹部平片可显示有无骨盆骨折。经导尿管注入 15%泛影葡胺 300 mL 后摄片，若膀胱内造影剂有外漏则提示膀胱破裂。

（五）护理诊断与护理措施

1.组织灌流量改变

组织灌流量改变与创伤、膀胱破裂、尿外渗或腹膜炎等有关。

（1）病情观察：监测患者生命体征，观察尿液的量、颜色及性状，腹痛情况及有无腹膜刺激征等。

（2）抗休克：有休克者，立即遵医嘱给予输液、输血、止痛和镇静等抗休克措施。

2.排尿异常

与膀胱损伤、尿外渗等有关。

（1）膀胱挫伤症状轻微，可留置导尿管持续引流尿液 7～10 d，保持引流通畅，并遵医嘱使用抗生素预防感染，多可自愈。

（2）留置导尿管的患者应做好会阴部护理，安普固定导尿管及集尿袋防止滑脱，保持引流通畅，观察、准确记录尿液的量、颜色及性状，同时鼓励患者多饮水。导尿管一般留置 7～10 d 后拔除。

（3）妥善固定膀胱造瘘管及集尿袋，保持引流通畅，避免引流管扭曲、脱出或堵塞；观察、记录引流尿液的量、颜色和性状；保持造瘘口周围清洁、干燥，及时更换敷料；膀胱造瘘管一般留置 10 d 左右拔除，拔管前应先夹管，待患者排尿情况良好后再拔管，拔管后造瘘口用纱布覆盖。

3.潜在并发症

感染、休克等。监测患者生命体征，注意有无感染、休克等并发症发生。遵医嘱使用有效抗生素，全身支持疗法。

（六）健康教育

（1）指导患者多饮水。

（2）带膀胱造瘘管出院的患者，指导患者和家属做好管道自我护理，发生造瘘管堵塞或尿中有血块、发热等异常情况时应立即就诊。

（3）告知患者遵医嘱用药，讲解用药的不良反应及注意事项。

三、尿道损伤

男性更容易发生尿道损伤。男性尿道以生殖隔膜为边界，可将其分成前尿道与后尿道，前者为阴茎，后者为球囊，后者为后尿道，前者为膜囊，后者为前列腺。后尿道损伤多发生在尿道球部，多发生在骨盆骨折。

（一）分　类

尿道损伤按受伤原因分为以下两种。

1.开放性损伤

开放性损伤多因锐器、弹片、火器致伤。

2.闭合性损伤

闭合性损伤可因骑跨伤，骨盆骨折，尿道内器械检查或治疗操作不当引起。

（二）病理类型

依据损伤程度可将尿道损伤分为尿道挫伤、尿道裂伤和尿道断裂。尿道挫伤为尿道内层损伤，仅有尿道黏膜水肿和出血，可以自愈；尿道裂伤和尿道断裂后，引起尿道周围血肿和尿外渗，尿道断裂还可发生尿潴留。

前尿道损伤时，尿液及血液可渗入会阴部、阴囊、阴茎和前腹壁；后尿道损伤时，尿液可外渗至膀胱周围和耻骨后间隙。

（三）临床表现

1. 休　克

骨盆骨折合并后尿道损伤时，易发生创伤性或失血性休克。

2. 尿道出血

前尿道损伤时，尿道外口可滴出或溢出鲜血。后尿道损伤时，尿道口仅有少量血液流出或无流血。

3. 疼　痛

前尿道损伤时，伤处疼痛，排尿时加重，并可向尿道外口放射。后尿道损伤时，表现为下腹部疼痛，局部压痛、肌紧张。

4. 排尿困难

尿道挫裂伤时，可因局部疼痛引起括约肌痉挛导致排尿困难。若尿道完全断裂，可发生尿潴留。

5. 尿外渗

尿道断裂后，用力排尿时尿液可经裂口渗入周围组织，发生尿外渗。血肿、尿外渗并发感染时，可导致脓毒症。

（四）辅助检查

1. 导　尿

导尿可判断尿道是否连续和完整。若导尿管能顺利插入膀胱并有尿液流出，说明尿道连续性存在。若一次插入导尿管成功，应留置1周，以引流尿液并支撑尿道；若插入不成功，不要反复插试，以免加重尿道损伤。

2. X射线检查

骨盆X射线摄片可显示有无骨盆骨折，必要时行尿路造影，可确定尿路损伤部位及程度。

（五）护理诊断与护理措施

1. 组织灌流量改变

组织灌流量改变与创伤、骨盆骨折后大出血和尿外渗等有关。

(1)损伤严重出现休克，应迅速建立静脉通路，遵医嘱给予输液、输血等抗休克治疗，维持体液平衡，保证组织有效灌流量。出现手术指征者，在抗休克同时做好术前准备。

(2)骨盆骨折患者安置平卧位，不要随意搬动，以免加重损伤。

(3)密切观察患者生命体征、有无排尿异常等，发现异常及时向医师报告，并配合进行处理。

2. 排尿异常

排尿异常与尿道损伤、尿道狭窄等有关。

(1)尿道轻度损伤，症状轻且无排尿困难者，不需特殊治疗，可采取对症处理，遵医嘱应用抗生素预防感染等措施。前尿道裂伤导尿失败或发生尿道断裂、骨盆骨折导致后尿道裂伤或断裂均应考虑手术治疗。

(2)导尿管能成功插入者，应留置导尿管，以引流尿液并支撑尿道，促进尿道愈合。有尿潴留但不宜导尿或不能立即进行手术者，可先行耻骨上膀胱穿刺引流尿液。

(3)尿道损伤手术修复后，为预防尿道狭窄，需定期行尿道扩张术。行尿道扩张术前首先向患者说明其重要性，取得患者主动配合。操作前应先评估尿道狭窄部位、程度，根据评估情况选择合适的尿道探子；操作时严格无菌技术操作，防止感染，手法轻柔，避免动作粗暴，以免造成假道或大出血；操作后嘱患者休息，注意观察患者有无腹痛、腹膜刺激征，有无排尿异常、尿道口出血和体温升高等，嘱患者多饮水，遵医嘱应用有效抗生素和止血药物。

3. 潜在并发症

潜在并发症主要是感染等。

(1) 监测患者生命体征，注意体温及白细胞变化。

(2) 保持伤口清洁干燥，观察局部渗液情况，及时更换敷料。

(3) 做好导尿管、膀胱造瘘管等引流管的护理，保持引流通畅。

(4) 嘱患者多饮水，勿用力排尿，防止发生尿外渗。

(5) 遵医嘱合理应用抗生素，防止感染。

(六) 健康教育

指导患者增强自我保护意识；行尿道扩张术较为痛苦，应向患者说明治疗的意义和重要性，鼓励患者按时返院进行治疗；告知患者复查时间，发现异常立即就诊。

第二节　尿石症的护理

尿石症又称尿路结石，可分为上尿路(肾和输尿管)结石和下尿路(膀胱和尿道)结石，临床上以上尿路结石多见。

一、病　因

尿路结石成因复杂，受许多因素的影响。尿中形成结石的盐类呈过饱和状态、抑制晶体形成的物质不足、核基质的存在是形成结石的主要原因。

(一) 区域及职业因素

山区、沙漠和热带地域发病率较高。高温作业者、飞行员、交通警察和手术医师等职业人群发病率相对较高。

(二) 年龄与性别

尿路结石好发于 25~40 岁，男性多于女性，约为 3:1。原发性膀胱结石多见于男童，与营养不良和低蛋白血症有关。

(三) 饮食习惯

饮水过少致尿液浓缩，尿中盐类和有机物质浓度增高，易导致尿石形成；钠摄入量过多易导致高钙尿；喜食菠菜、番茄、豆类等含草酸较多食物，易致草酸盐结石；喜食动物内脏、海产品等高嘌呤类饮食，易致尿酸盐结石。

(四) 尿液因素

在碱性尿中易形成磷酸钙和磷酸镁铵结石；在酸性尿中易形成胱氨酸结石和尿酸结石。尿液中抑制晶体形成的物质不足，如枸橼酸、镁等减少，也是增加尿路结石形成的因素。

(五) 疾病因素

长期卧床，甲状旁腺功能亢进者尿钙增加；痛风患者、应用抗结核或抗肿瘤药物的患者尿酸的排出量增加；因代谢因素或饮食因素致尿中草酸排出增加，也易形成结石。

(六) 局部因素

尿液淤滞，可促使结石形成。尿路感染和尿路异物，如细菌、坏死组织、长期留置尿管等均可成为结石的核心而逐渐形成结石。

二、病理生理

病理生理变化与结石的位置、大小、数量及阻塞程度等因素密切相关，会导致尿路不畅、感染及恶性破坏。结石会破坏泌尿系统的黏膜，造成出血。若尿道狭窄，可引起尿道阻塞，如肾盏颈、肾盂输尿管交界处、输尿管等。急性全泌尿道阻塞只要及时解除，一般不会对肾脏造成任何损伤，而慢性全泌尿道阻塞则会引起肾脏水肿，对肾脏的功能造成一定的影响。尿路梗阻后容易发生感染，而感染和梗阻会促进结石的生长和再生成，这 3 种因素相互影响，会加剧泌尿系损伤。在长期的结石刺激下，肾盂黏膜可能会发生恶性变化。

三、临床表现

(一)肾、输尿管结石

1.以疼痛为主,以肾、输尿管结石为主

肾脏中体积较大,流动性较小的结石,可能没有明显的临床表现,或者在其运动之后,可能会造成疼痛或疼痛。肾脏绞痛可以发生在结石移位或完全阻塞的输尿管上。典型的肾绞痛是一种突然的、剧烈的、阵发性的、在腰腹部或上腹部的、可沿着输尿管辐射到下腹部、会阴部及大腿内侧,病程长短不一,患者经常坐卧不宁,多出汗,恶心,呕吐,还可感觉到肾区的敲击感。输尿管结石会造成绞痛。

2.血尿症

患者在疼痛或运动后,有明显的血尿症或显微镜下表现,尤以显微镜下表现为多。

3.膀胱刺激性征象

当结石在输尿管内的膀胱壁段时,或结石伴有感染时,可发生膀胱刺激性征象。

4.阻塞与感染

由于结石阻塞而导致的肾水肿较重时,增大的肾可能被触及;如果继发性的急性肾盂肾炎或者肾脏积脓,还会出现寒战、发热、脓尿等症状;当两侧上尿路结石被彻底阻塞时,患者会出现不能排尿的症状,严重的还会有尿毒症。

(二)膀胱结石

膀胱结石主要临床表现为排尿突然停止,有剧烈的疼痛,并向尿道及阴茎头辐射,同时伴有排尿困难及膀胱刺激性等。当跑、跳或改变姿势时,会感觉舒服些,可以继续小便。嵌顿在膀胱颈的结石,由于阻塞而引起的急性尿潴留,当伴有感染时,会出现脓尿,刺激膀胱的症状会加剧。

(三)尿路结石

尿路结石主要临床表现为:排尿困难,尿液呈点滴状,尿痛,严重者可出现急性尿潴留,并伴有明显的会阴疼痛。沿着尿道可以触摸到前部的结石,而后部的结石则可以通过直肠指检得到。

四、辅助检查

(一)实验室检查

尿液检查常发现肉眼血尿或镜下血尿,伴感染时有脓尿。尿 pH 值检测判断尿酸结石或磷酸镁铵结石等。检测血和尿的钙、磷和尿酸等,有助于诊断。

(二)影像学检查

有 X 射线尿路平片、逆行肾盂造影、排泄性尿路造影、B 超、CT 等,能帮助确定结石的大小部位、数目,了解尿路的形态和有无肾功能改变,其中 X 射线尿路平片可发现 90%以上的结石。

(三)内镜检查

可直接观察到结石。用于其他方法不能确诊时或需要同时进行治疗的患者。

五、护理诊断与护理措施

(一)疼 痛

1.病情观察

观察患者生命体征、腹痛情况、排尿情况、尿液的量和性状及结石的排出情况等,并注意有无尿路感染征象。每次排尿均要收集尿液并进行过滤,观察尿液中是否有结石排出,并保留滤出的结石以便进行成分分析。

2.疼痛护理

肾绞痛急性发作时，嘱患者卧床休息，遵医嘱立即应用解痉止痛药物，如阿托品、哌替啶，配合使用钙离子阻滞剂吲哚美辛等，并观察疼痛缓解情况。

3.预防感染

有尿路感染征象者，遵医嘱给予抗生素控制感染。抗生素的选用应依据尿细菌培养结果及药物敏感试验结果。

4.中医护理

给予中药或针灸，常用中药有金钱草、车前子和鸡内金等；针灸穴位如三阴交、肾俞、足三里等，有解痉、止痛及促进小结石排出的作用。

5.术前准备

若需手术治疗，应协助医师完善各项术前检查和常规准备，并于手术日晨再次进行泌尿系统 X 射线复查，进行最后定位。合并感染者，应先控制感染再进行手术。

（二）知识缺乏

缺乏有关尿石症的知识。

1.肾、输尿管结石

结石直径小于 0.6 cm，无尿路梗阻、感染，肾功能正常者，可采取水化疗法、饮食调节、药物治疗等非手术治疗。

2.膀胱结石

主要采取手术治疗，同时去除病因。多数结石可采用经尿道膀胱镜机械、激光、超声等碎石。结石过大、过硬或有膀胱病变时，宜采用经耻骨上膀胱切开取石。在全麻下，通过尿道出口注射消毒的石蜡液，将结石推向尿道出口，或用钩钳取出。后尿道结石的治疗方法是在全身麻醉的情况下，用尿道探条轻轻地将其推进到膀胱内，然后按照膀胱结石的标准进行治疗。在手术过程中，一定要小心，不要进行尿道切除和取石术，以免造成尿道狭窄。

3.开放手术

开放性手术以肾实质、肾盂、输尿管取石和部分肾切除为主。

（三）潜在并发症

潜在并发症包括出血、感染、尿路狭窄等。

1.体外冲击波碎石术（ESWL）

ESWL 是通过 X 射线或 B 超对结石进行定位，将冲击波聚焦后作用于结石使之粉碎，然后随尿液排出体外。适用于结石直径≤2 cm 的肾结石输尿管上段结石，患者无 ESWL 禁忌者。是一种安全有效的非侵入性治疗，可反复使用。

（1）碎石术前护理：进行重要脏器功能的检查、凝血功能的检查。嘱患者在术前 3 d 忌食产气性食物，前 1 d 服用缓泻剂，术晨禁食、禁饮。告知患者术中震波碎石时机器的响声较大，不必紧张。通过 X 射线或 B 超定位系统确定结石部位，嘱患者在治疗过程中应按照要求配合定位措施，保持固定体位，不可移动。

（2）碎石术后护理：①指导患者多饮水以增加尿量，若无不适应适当活动和变换体位，促进结石排出；②指导患者采取正确的体位。健侧卧位：肾结石碎石术后，一般采取健侧卧位，间断叩击患侧肾区。患侧卧位：较大肾结石碎石术后。嘱患者患侧卧位，使结石随尿液缓慢流出，预防短时间内大量碎石排出积聚于输尿管发生堵塞，形成"石街"和继发感染。头高脚低卧位：位于中肾盏、肾盂和输尿管上段的结石，碎石术后采取头高脚低卧位。头低卧位：结石位于肾下盏可采取头低卧位，同时叩击背部加速排石；③碎石可引起肾绞痛，应遵医嘱使用阿托品或哌替啶等解痉止痛，若出现暂时性肉眼血尿，告知患者不必紧张，一般 1～2 d 可自行消失，若血尿严重，应及时向医师报告并配合处理；④每次排尿均要收集尿液并用纱布过滤，观察碎石排出情况；⑤遵医嘱定期检查，若需再次治疗，两次 ESWL 治疗的间隔期不少于 7 d。

2. 内镜取石或碎石术

术后早期患者会出现不同程度的血尿，应嘱患者卧床休息，直至尿液颜色转清。鼓励患者多饮水，增加尿量。做好各种导尿管及引流管常规观察和护理。遵医嘱应用有效抗生素预防感染。观察患者有无出血、感染、损伤和穿孔等并发症的发生。

3. 肾造瘘管护理

留置瘘管目的是引流尿液及残余碎石。

(1)妥善固定肾造瘘管和集尿袋。

(2)保持引流通畅，观察引流液的量和性状并做好记录，若肾造瘘管发生堵塞，挤捏仍无效时，可协助医师用生理盐水在严格无菌操作下反复低压冲洗直至通畅，每次冲洗量 5～10 mL，若患者感觉腰部发胀应立即停止。

(3)观察造瘘口周围皮肤情况，注意保持局部敷料清洁、干燥。

(4)一般在术后 3～5 d，引流液转清、体温正常后可拔管，拔管前应先夹闭造瘘管 1～2 d，注意观察有无排尿困难、腰痛、发热等反应，也可经造瘘管做造影检查，证实尿液排泄通畅后拔管。拔管后嘱患者健侧卧位，造瘘口向上，防止漏尿。

六、健康教育

(1)鼓励患者大量饮水，多排尿，不憋尿，保持每日饮水在 2 000 mL 以上，以增加尿量，稀释尿液、冲刷尿路，减少尿中晶体沉积，有利于结石排出、延缓结石增长和复发，同时也有利于控制尿路感染。病情许可时可以适当进行跳跃性运动，促进结石排出。

(2)要想降低结石的发生，就要根据结石的成分及代谢状况来调节饮食。患有钙质结石的人，应该多吃含有较多纤维的食物，不能吃含有较多钙质的食物，如牛奶、乳制品、豆制品、坚果等，还可以吃浓茶、菠菜、番茄、甜菜、芦笋等。不要吃太多动物性蛋白质、脂肪和精制糖分。患有尿酸结石的人不能吃含有高嘌呤的食物，如动物内脏。

(3)尿路结石的复发发生率较高，建议在医生指导下使用预防药物。柠檬酸钾、小苏打能使尿液碱性，从而防止尿酸、胱氨酸结石；氯化铵能酸化尿液，防止感染性结石形成；别嘌呤醇能降低尿酸生成，对钙质结石有抑制作用；对于草酸盐结石患者，为了降低尿液中的草酸，可以服用维生素 B_6；$MgSO_4$ 能提高尿液中草酸盐的溶解。

(4)告知患者进行定期检查，观察有无复发结石或残余结石存在，若出现腰痛、血尿等症状时要及时就诊。

第三节　膀胱癌的护理

膀胱癌是最常见的泌尿系统恶性肿瘤，其发病率在 50～70 岁之间，男性和女性的患病率为 4∶1。膀胱癌的发生原因还不清楚，其发生的原因可能与下列因素有关。①抽烟，最近的研究表明抽烟是最主要的致癌因子，约 1/3 的膀胱癌都与抽烟相关；②长时间暴露于皮革、橡胶、染料、印刷、涂料、塑料等危险材料中；③长期的膀胱炎症和异物的刺激，如膀胱结石、膀胱憩室及膀胱炎等；④长期应用非那西丁和内源性色氨酸代谢紊乱也是导致膀胱癌发生的原因。膀胱癌中有 1/3 是多发，超过 95% 是上皮来源，大部分是移行细胞瘤。原位癌、乳头状癌及浸润性癌是肿瘤的 3 种类型。肿瘤的扩散方式以向膀胱壁上的浸润为主。转移以淋巴结转移为主，后期可经血行转移至肝脏、肺脏和骨骼等部位。

一、临床表现

(1)最常见、最早期的症状为血尿，以无痛、间歇性及肉眼可见的血尿为主。

(2)排尿不正常会出现尿频、尿急和尿痛等症状，多数是由于肿瘤坏死、合并感染等原因所致，是膀胱癌的晚期症状。在膀胱三角区和膀胱颈的肿物阻塞了膀胱颈的开口，导致了排尿困难，甚至出现了尿潴留。

(3)肿块与疼痛膀胱癌的晚期患者会有下肢的肿块、腰骶部的疼痛等症状，如果有肿块堵塞了输尿管，可能会导致肾脏水肿，甚至导致肾脏的功能障碍。

二、辅助检查

(1)对膀胱癌患者做尿液脱落细胞学检查，可以找到尿液中脱落的肿瘤细胞。近年来，通过尿常规 BTA 和 NMP22 的检测，可有效提高膀胱癌的检出率。

(2)X 射线、B 型超声、CT 和 MRI 等影像学检查。

(3)膀胱镜可以直观地看到肿瘤的部位、大小、数目、形态及浸润范围，并可取活检，是诊断膀胱癌的最重要和最直观的手段。

三、护理诊断与护理措施

(一)营养失调——低于机体需要量

营养失调与出血、癌肿消耗、手术等有关。

1.膀胱癌手术方式

治疗方法根据肿瘤的临床分期、病理类型及患者全身状况等进行选择。原则上对于浅表肿瘤，可采用保留膀胱的手术；瘤体较大、多发、多次复发、浸润肿瘤，则应进行膀胱全切术。手术方式有经尿道膀胱肿瘤切除手术、膀胱部分切除术及根治性膀胱全切术等。

2.营养支持

指导患者摄取高蛋白、高热量、富含维生素及营养丰富的易消化饮食，必要时给予静脉输液和营养支持，改善全身营养状况。鼓励多饮水，增加尿量，以冲刷尿道，减轻膀胱刺激征。

3.饮 食

经尿道膀胱肿瘤电切术后 6 h 可正常进食。行膀胱部分切除和膀胱全切双侧输尿管皮肤造口术，待肛门排气后即可进食。回肠代膀胱，可控膀胱术因术中进行了肠切除和肠吻合，应按照肠吻合术后饮食，要求禁食期间给予营养支持。

(二)自我形象紊乱

与术后尿流改道、化疗后引起脱发等有关。

1.心理护理

关心体贴患者，向患者解释手术及各项治疗、护理操作目的和必要性，减轻患者焦虑恐惧心理。

2.引流管护理

配有多种引流装置时，应准确做好标识，妥善固定，分别记录引流情况。

(1)输尿管支架管：主要作用是支撑输尿管、引流尿液，一般于手术后 10～14 d 后拔除。

(2)代膀胱造瘘管：主要作用是进行代膀胱冲洗、引流尿液，为预防代膀胱肠黏膜分泌的黏液堵塞引流管，一般在手术后第 3 日开始进行低压缓慢冲洗，每日 1～2 次，肠黏液多者可适当增加冲洗次数。冲洗时患者平卧位，冲洗液一般为生理盐水或 5%碳酸氢钠，温度控制在 36℃左右，在无菌操作下每次用无菌注射器抽取 30～50 mL 冲洗液，经造瘘管注入，导尿管流出冲洗液。如此反复冲洗至引流液澄清为止。术后 2～3 周经造影检查，明确无尿瘘、无吻合口狭窄后即可拔除。

(3)盆腔引流管：主要作用是引流盆腔积血、积液。应注意保持引流通畅，观察引流液的量、性状和颜色，及早发现活动性出血、尿瘘。

3.尿流改道术后护理

尿流改道术后留置腹壁造口者，注意观察造口颜色、状态，保护造口周围皮肤，保持皮肤清洁干燥，及时清理造口及周围皮肤黏液。尿流改道术后腹部佩戴接尿器者，注意保持局部皮肤清洁，避免集尿器边缘压迫造口，定时更换集尿袋。

(三)潜在并发症

潜在并发症包括出血、感染等。

1.病情观察

严密观察患者生命体征、尿量和尿液颜色及引流液的颜色、量和性状等，有无腹痛及腹痛的部位、程度等，有无血尿、膀胱刺激征出现，发现异常，及时进行治疗和护理。但应注意血尿程度与病情严重程度并不一致。

2.术前护理

拟行肠道代膀胱术者，术前做好肠道准备；拟行输尿管皮肤造口术的患者，应彻底清洁皮肤，做好腹部皮肤准备。

3.术后护理

术后生命体征平稳者取半卧位，以利于伤口引流及尿液引流。膀胱全切除术后卧床 8～10 d，避免出现因引流管脱落引起尿漏。遵医嘱使用有效抗生素预防和控制感染。

4.膀胱灌注化疗的护理

对于进行膀胱保留术且能憋尿的患者，术后膀胱灌注化疗可以预防或推迟肿瘤复发。

(1)灌注前避免大量饮水，患者排空膀胱后，在无菌操作下插入导尿管，并将化疗药物(常用化疗药物是免疫抑制剂 BCG 或抗癌药)注入膀胱，保留 0.5～2 h，为使药物与膀胱壁均匀接触，指导患者每 15～30 min 变换体位 1 次，分别采取俯卧、仰卧、左侧卧位和右侧卧位。

(2)灌注后嘱患者大量饮水，以稀释尿液减低药物浓度，减少药物对尿道黏膜的刺激。

(3)若患者出现尿频、尿急、尿痛和血尿等症状，遵医嘱延长灌注间隔时间，减少药物剂量或使用有效抗生素等，必要时暂停灌注化疗。

四、健康教育

(一)原位新膀胱功能训练

(1)定时放尿，早期每 30 min 放尿 1 次，逐渐延长至 1～2 h，逐渐形成新膀胱充盈感。

(2)进行收缩会阴及肛门括约肌锻炼，每日 10～20 次，每次维持 10 s。

(3)定时排尿，养成定时排尿习惯，白日一般每 2～3 h 排尿 1 次，夜间 2 次，以减少尿失禁的发生。

(4)进行自行排尿初期患者可采用蹲位或坐位，如排尿通畅，可试行站立排尿。

(二)遵医嘱定期复查

膀胱癌保留膀胱手术后，嘱患者每 3 个月做一次膀胱镜检查，若 2 年无复发，改为每半年 1 次。

第四节　肾癌的护理

肾癌也称肾细胞癌或肾腺癌。高发年龄为 50～70 岁，男女比例约为 2∶1。肾癌的病因尚不明确，目前认为其发病可能与环境因素、吸烟、肥胖、遗传职业接触和饮食等因素有关。肾癌常累及一侧肾脏，多为单发肿瘤。

肾癌主要有肾透明细胞癌乳头状肾细胞癌和嫌色性肾细胞癌等 3 种,肾透明细胞癌是目前肾癌最多见的一种，约占所有肾癌的 70%～80%。远处转移常见的转移部位是肺、骨、肝和脑。

一、临床表现

(一)血 尿

无痛性间歇性肉眼血尿是肾癌的常见症状。

(二)肿块及疼痛

肾癌肿瘤较大时可在腹部或腰部触及肿块，质坚硬，伴局部隐痛或钝痛。肾癌破坏肾内血管，血块通过输尿管时可诱发肾绞痛。

(三)肾外表现

常见有发热、贫血、高血压、红细胞沉降率快及红细胞增多等；晚期患者可出现营养不良、全身恶病质及远处转移症状。

二、辅助检查

(一)实验室检查

血常规、尿常规等检查可提示有无贫血、血尿、红细胞沉降率加快。

(二)影像学检查

B超为常用方法，简单易行、无创伤，发现肾癌的敏感性高。X射线检查有助于对肾癌的诊断。CT及MRI能显示肿瘤的大小、部位、邻近组织与肿瘤的关系等。

三、护理诊断与护理措施

(一)营养失调——低于机体需要量

与出血、癌肿消耗、手术等有关。

1.饮食护理

指导患者摄取营养丰富、易消化饮食，必要时可给予肠外营养支持。

2.其 他

术后禁食期间，给予营养支持。开始进食后，嘱患者多饮水以增加尿量。

(二)潜在并发症

出血、感染等。

1.病情观察

监测患者生命体征意识状态、尿量、尿液颜色等。

2.维持有效循环血量

保证输液、输血通畅，防止休克。

3.术后护理

麻醉状态消失、血压平稳后，可取半卧位。根治性肾切除术后建议患者早期下床活动；肾部分切除术后患者常需卧床3～7 d，以防过早下床活动引起手术部位出血。带多种引流管时，按常规做好引流管护理，注意观察引流液的颜色、量和性状等，注意有无出血征象。发现异常，尽快配合处理。

4.预防感染

遵医嘱使用有效抗生素，预防和控制感染。

四、健康教育

告知患者各项治疗、护理操作及手术的目的和必要性，保证休息，适度活动，合理膳食，加强营养；告知患者吸烟与本病的利害关系，尽早戒烟；保护健侧肾脏功能，避免使用对肾功能有损害的药物；遵医嘱定期复查。

第六章　骨科疾病的护理

第一节　腰椎间盘突出的护理

一、疾病概述

腰椎间盘突出症是由于腰椎间盘突出、压迫相应神经根引起的以腰腿痛为主要症状的疾病。腰椎间盘突出症是骨科的常见病和多见病，是腰腿痛的最常见病因。好发于 20～50 岁，男女之比为(4～6)∶1。腰椎间盘突出症是压迫马尾神经所造成。

二、主要护理问题

(一)自理部分缺陷

与骨折、医疗限制、瘫痪、卧床治疗、体力或耐力下降、意识障碍有关。

(二)舒适的改变

与神经受压、肌肉痉挛(骶棘肌)有关。

(三)排泄形态的改变

与马尾神经受压、长期卧床有关。

(四)有牵引效能降低或失效的可能

与缺乏维持牵引有效效能的知识患者意识障碍或不配合有关。

(五)有压疮发生的可能

与局部持续受压、皮肤感觉障碍、体液刺激、摩擦、半坐卧位＞30°且时间较长、皮肤营养不良、恶病质、皮肤脆弱、皮肤水肿、保暖措施使用不当、意识障碍躁动时抓伤搔抓等有关。

(六)有肌肉萎缩的可能

未进行功能锻炼或功能锻炼方法不正确。

(七)潜在并发症——神经根粘连

与手术后缺乏锻炼或锻炼方法不正确有关。

三、术前护理

首先，对腰椎间盘突出的患者，应尽早采取保守疗法。也可以选择睡在硬板床上，进行局部的热敷或理疗。急性椎间盘突出患者必须在床上卧床 3 个星期，不能从床上坐起来，也不能离开。

第二，可以使用盆底牵引，负重 7～10 kg，对髓核回缩有利。每日 1～2 次，每次 1～2 h，持续时间 3 周。

第三，对于保守疗法效果不佳的患者，必须进行外科治疗。

四、手术后护理

手术后平躺 6 h，按压创面，使创面不出血，侧向翻身，避免脊椎扭曲。第二，在手术后 1 个星期内，患者必须在床上躺下，同时做一次伸直的腿部运动，以防止神经根瘤的形成。第三，对患者进行腰背肌肉的训练。其方法有：①挺胸。患者平躺，两个手肘支撑胸口，后背悬空；②五点支撑法(一周后开始)患者仰卧，下肢屈膝，双脚置于床上，双肘支撑身体一侧，头、肘、足撑起身体，背部尽量腾空离开床；③三点支撑法(从 2～3 个星期开始)。要求患者双手放在胸口，头部和脚掌支撑在床垫上，整个人腾空而起，向后伸展；④背伸(5～6 周时进行)，患者平躺，头部向上抬高，胸口远离床面，上肢向后伸展，膝盖向前伸展，两脚离开床面。也就是身体两端向上，肩膀向后伸展，以腹为支点，形似一只小燕子；⑤运动的方式要视患者的情况而定。运动的范围和次数应该逐步增大，运动时不会感到疲劳和疼痛。第四，腰椎间盘摘除的患者，手术后第三日就可以戴着支架走路了。第五，对椎间盘进行了经皮穿刺化学消融。对于只有 1 个或者 2 个椎间隙的椎间盘突出，以及直腿抬高试验和加强直腿抬高试验阳性，没有神经源性损伤的患者，可以将木瓜蛋白酶注入椎间盘，通过药物的方式来水解髓核。手术创伤小，恢复快。手术结束后需要平躺 24 h。正常情况下，3 日后可以出院。

五、病情观察

(1)观察创面是否有引流。

(2)术后双下肢感觉及活动度的变化，与手术前比较。

(3)密切关注患者有无皮疹、皮肤瘙痒等变态反应，防止出现过敏性休克。

(4)观察有无神经根刺激性症状，并在术后 3 日内给予地塞米松和抗变态反应药。如果患者有腰臀痛，就要考虑是腰肌血肿的可能，要及时向医生报告。

七、病 例

患者，男性，60 岁，主因腰背部酸痛伴左下肢抽痛、麻木、无力 1 年，加重 1 月。

(一)现病史

患者于入院前 1 年无明显诱因出现腰背部酸痛、左下肢抽痛、麻木、无力、行走后加重，当时曾就诊于私人诊所，行理疗、针灸及中药治疗，经治疗后短期症状缓解，此后上述症状间断出现，呈进行性加重。后又就诊于私人正骨诊所，行手法治疗后症状未见缓解。入院前 1 月自觉症状逐渐加重，就诊于中医院并住院治疗，行针灸及理疗、输液等治疗，症状未见明显缓解。2022 年 9 月 17 日就诊于我科门诊，外院行腰椎 MRI 检查提示：①腰 3～腰 5 椎体终板炎；②腰 2～3、腰 3～4、腰 4～5 及腰 5～骶 1 椎间盘膨出伴变性；③腰椎椎管狭窄继发腰椎退行性病变，建议患者住院行手术治疗，患者及家属经过慎重考虑后同意手术治疗。患者以"腰椎间盘突出症，腰椎管狭窄"收住我科。入院时查体：T：36.5℃，P：89 次/min，R：20 次/min，BP：122/75 mmHg，查体合作，脊柱正常生理弯曲存在，无畸形，腰 3～骶 1 轻度压痛，叩击痛(+)，无双下肢放射痛，左下肢自左膝关节以远皮肤感觉麻木、冰凉，右下肢感觉正常，左下肢股四头肌、髂腰肌、胫前肌、拇长伸肌肌力Ⅳ级，右下肢肌力正常，双下肢直腿抬高试验(−)，加强(−)，双下肢无水肿，双上肢如常。左下肢股神经牵拉试验(−)，右下肢(−)，跟膝腱反射(−)，双侧足背动脉搏动可扪及，甲床反应迅速，末梢血运佳。积极完善术前相关检查后，患者于 2022 年 9 月 21 日在全麻下行腰椎间盘突出症并椎管狭窄后路椎板减压髓核摘除植骨融合复位内固定术，术后安返病房，患者神志清，精神欠佳，生命体征平稳，腰背部切口敷料包扎好，无渗出，切口引流管一根固定在位且通畅，引出暗红色血性液，双下肢感觉麻木，肌力Ⅲ级，指导患者行踝泵运动及直腿抬高运动，预防双下肢深静脉血栓及神经根粘连。留置尿管在位且通畅，引出尿液清亮、色淡黄。现患者腰背部切口敷料包扎好，无渗出，双下肢感觉运动正常，切口引流管一根于 2022 年 9 月 23 日拔除，留置尿管于 2022 年 9 月 24 日拔除。2022 年 9 月 26 日协助患者佩戴胸腰支具下床活动，无不适主诉。

(二)既往史

否认肝炎、结核、疟疾病史，否认高血压、心脏病史、糖尿病、脑血管疾病、精神病史，否认手术、外伤史，否认输血史，否认食物、药物过敏史，否认近期与急、慢性传染病患者密切接触史，无疫区接触史，否认有不洁饮食。预防接种史不详。

(三)个人史

无牧区、矿区、高氟区、低碘区居住史，无化学性物质、放射性物质、有毒物质接触史，无吸毒史，无吸烟、饮酒史。

(四)入院风险评估

(1)压力性损伤风险评分 18 分，低度危险。

(2)摔倒/坠床风险评分 10 分，低度危险。

(3)自理能力评分 90 分，轻度依赖。

(4)疼痛评分 4 分，中度疼痛。

(五)心理—社会资料

患者及家属对疾病部分了解，愿意配合治疗，经济条件一般。

(六)辅助检查

1. 心电图示

正常心电图。

2. CT

(1)腰 5 椎体滑脱。

(2)腰 1～2、腰 2～3、腰 3～4、腰 5～骶 1 椎间盘膨出。

(3)腰 4～5 椎间盘偏左侧突出。

(4)腰椎骨质增生。

3. 化验检查

见表 6-1。

表 6-1　化验检查

项目	2022 年 9 月 18 日	2022 年 9 月 22 日
ABO 血型	O 型	
Rh 血型	阳性	
血红蛋白	136	117↓
血细胞比容	0.42	0.36↓
白细胞计数	7.33	11.56↑
中性粒细胞百分比	67.5	88.4↑
国际标准化比值	1.14	
钾	3.95	4.22
钠	142.9	140.8
肌酐	58.8↓	55.5↓
总蛋白	58.4↓	52.3↓
白蛋白	37.2↓	33.3↓

(七)诊　断

(1)腰椎间盘突出。

(2)腰椎椎管狭窄。

(3)骨质疏松。

(4)腰椎滑脱。

(5)腰椎退行性病变。

第二节　骨科感染的护理

一、急性化脓性感染

(一)局部软组织急性化脓性感染

软组织急性化脓性感染的种类繁多，有些较为常见，有些罕见。但是一些罕见的软组织化脓性感染，由于多具有发展迅速、组织坏死广泛，易并发败血症和感染性休克，死亡率高的特点，而不可忽视。

1. 常见感染

(1)疖：是金黄色葡萄球菌自皮肤毛囊或汗腺侵入引起的单个及其所属皮脂腺的急性化脓性感染，感染多扩散至周围皮下组织。可发生在全身任何有毛囊的部位，以头、面、颈、腋下、臀部等常受摩擦的部位发生率较高。感染初期表现为局部呈圆锥形隆起的炎性硬结，有红、肿、热、痛。随着炎症的进一步发展，炎性硬结可逐渐增大，疼痛加剧，炎性硬块中央的组织坏死形成黄白色脓头，而硬结逐渐软化，此时疼痛可有减轻。脓头可自行破溃或经手术切开得以引流脓液，脓腔由肉芽组织生成而填满，最后形成瘢痕愈合。若感染扩散可造成淋巴管炎或淋巴结炎。疖的诊断不难，疖病为多个疖同时在身体各部发生或在颈、背、臀部反复发作。常见于皮脂腺代谢旺盛或抵抗力低、营养不良的儿童。疖的治疗以局部治疗为主，根据炎症的程度可辅以全身性抗生素应用，多选用 SMZ 或青霉素，亦可用头孢氨苄或头孢拉定口服。疖在早期切忌挤压，特别是唇、鼻、耳部者，细菌可因挤压而经内眦静脉、眼静脉和翼静脉丛进入颅内导致颅内感染。脓头未形成的疖局部可作热敷、紫外线照射理疗、外敷 20%鱼石脂软膏。脓头形成者可切开引流，但面部疖应尽量避免作切开。

(2)痈：金黄色葡萄球菌引起的多个相邻的毛囊和皮脂腺的急性化脓性感染。好发于项、背部。感染多先由一个毛囊底部开始，沿皮下脂肪组织蔓延至深筋膜，再由此向四周扩散至邻近皮下脂肪组织，然后向上穿入其他毛囊形成多个脓头。须注意顽固性痈患者多合并有糖尿病。早期表现为大片红色炎症浸润区，高于皮肤，患处红肿，坚硬，与周围正常组织界限不清。随着感染发展，中央发生坏死，形成脓栓。常有剧痛，并多有寒战、发热、全身不适等全身症状。易发生淋巴管炎和静脉炎。

早期可用金黄膏、50%硫酸镁、70%乙醇湿敷。休息，供给足量的水和易消化食物。全身应用抗生素，首选青霉素类有良好效果，每次 80 万 IU，每日 2 次，肌注。青霉素过敏者可用红霉素或头孢菌素类。如合并有糖尿病者，应同时予以治疗。临床上多数患者由于病变范围大、引流不畅则须手术切开引流，深达筋膜，清除坏死组织，伤口可用 3%过氧化氢湿敷。

(3)丹毒：俗称"流火"，为 β 溶血性链球菌从皮肤、黏膜上微小破损口侵入皮内网状淋巴管发生的急性感染。好发于下肢和面部，蔓延很快，但极少扩展至真皮，一般不化脓，亦少见组织坏死。感染处表现为片状红疹，玫瑰红色，与周围正常组织常有清楚的界限，轻压患处红色消退，放松后可见快速恢复。炎症向周围蔓延时，中央红色可有所消退，皮肤脱屑。红肿的边缘常高于皮面。附近引流淋巴结常见肿大，患者自觉患部灼痛。患者多有畏寒，发热全身不适等全身症状，丹毒反复发作有时可造成象皮肿。局部可用 50%硫酸镁湿敷或热敷，紫外线照射。卧床休息、抬高患肢，必要时给予液体静脉滴注。首选磺胺甲基异噁唑，每次 1 片，12 h /次，口服，或青霉素，每日 600 万～800 万 IU，分 2 次静脉滴入，直至症状、体征消失后 5～7 d。对下肢丹毒，如同时有脚癣，应治好脚癣，才能避化复发。

(4)急性淋巴管炎：多数由于金黄色葡萄球菌或溶血性链球菌从破损的皮肤或其他感染灶蔓延到邻近淋巴管所引起。好发于四肢，手足癣引起者多见。

患肢可见有一条或数条条状红线向心性发展，沿此部可有压痛，邻近引流淋巴结肿大、疼痛。严重时可有发热，头痛、全身不适、乏力和食欲不振等症状。患者往往有肢体损伤和手足癣感染病史。

积极治疗手足癣和防止皮肤受损、感染是预防急性淋巴管炎的有效措施。局部治疗措施有抬高患肢，局部理疗。抗生素以青霉素为首选药物。治疗同时，须注意处理原发病灶，如癣、感染伤口等。

(5)急性蜂窝织炎：为溶血性链球菌或金黄色葡萄球菌侵入皮下、筋膜下或深部疏松结缔组织引起。感染呈弥漫性向周围扩散，与正常组织无明显界限。此外，厌氧菌也是导致急性蜂窝织炎的重要病原菌。

主要临床表现为患部红、肿、热、痛并有功能障碍。位置表浅者红、肿明显，呈弥漫性改变。位置较深者、所在部位组织较致密者则肿胀不明显，而疼痛剧烈，全身症状较重，表现为头痛、畏寒、发热、白细胞计数增加，易并发淋巴管炎和淋巴结炎。若由产气细菌加厌氧杆菌、厌氧链球菌、大肠杆菌等引起者，可有捻发音。

治疗应注意休息，进营养丰富、易消化食物，足够的水分供给，必要时给予止痛剂。局部照射紫外线、超短波；50%硫酸镁作湿热敷，金黄散外敷。抗菌治疗应早期给予青霉素，病情严重者可给予头孢菌素类。一旦脓肿形成，即应切开引流。某些特殊部位(如指头、口底)的蜂窝织炎张力特别高，则应早期行切开引流术。有时，虽无脓肿形成，但为了减轻组织张力，也应作切开。

(6)脓肿：致病菌为金黄色葡萄球菌。可原发于急性化脓性感染的后期，也可由远处原发感染灶经血流、淋巴管转移而来。病灶局限，内由渗出物、坏死组织、死亡炎性细胞和细菌共同组成脓液。

浅表脓肿略高于皮肤，有红、肿、热、痛和波动感。位置深在，脓肿壁厚者则波动感不明显，可见表面组织水肿和压痛。脓肿向体表穿破后由于引流可逐渐愈合，向深部穿破，可引起并发症和功能障碍。深部脓肿常有较明显的全身症状。

脓肿尚未局限时，可给予局部热敷、理疗，外敷金黄散。脓肿形成者，应即行切开引流术。对有明显全身中毒症状，可应用青霉素或第1代头孢菌素。

(7)细菌协同性坏死：此病少见，致病菌为微嗜氧链球菌和金黄色葡萄球菌(或变形杆菌)混合感染，常在胸腹部切口感染、窦道引流、深部脓肿引流术后2周左右发病。

发病初期为小的红色硬结，渐发展为暗红色的炎性浸润区，中央部呈紫红色，有不规则坏死，成为痛性溃疡，组织坏死主要为皮下组织坏死。

广泛切除坏死组织，待创面肉芽新鲜后植皮。应用大剂量青霉素，皮质激素也有较好的疗效。

(8)新生儿皮下坏疽：致病菌为金黄色葡萄球菌。寒冷、潮湿常为本病的诱因。多见于出生后4~30 d的婴儿，腰骶部、背部、腰部、会阴部等皮下感染，可分为3型：坏死型(皮下组织广泛坏死)、脓肿型(脓液不多，少有波动感)、蜂窝织炎型。

新生儿免疫功能较差，如不及时治疗，可并发败血症和肺脓肿。诊断一经明确，即给予大剂量青霉素，维持水电解质平衡和营养，坏死型和脓肿型均应切开引流，清除坏死组织，植皮。蜂窝织炎型早期行非手术治疗，如有炎症扩大，切开减压。

新生儿皮下坏疽死亡率高，因此应注意预防。工作人员在接触婴儿前必须洗手；注意新生儿的皮肤护理，防止大小便浸渍；做好新生儿室的消毒隔离工作；对病儿须隔离，防止交叉感染。发病后尽量使患者侧卧，减少病变区皮肤继续受压。

(9)链球菌性坏死：此病较少见，致病菌为β溶血性链球菌。多发生于腹部、四肢手术切口和有创伤感染的情况下。临床表现为皮肤红肿、疼痛、水泡、坏死、发冷、发热。敏感抗生素为青霉素，手术须彻底切开皮肤、筋膜，清除坏死组织。

(10)坏死性筋膜炎：多为需氧菌与厌氧菌混合感染，如链球菌，革兰阴性菌和厌氧菌的混合性感染。老年人，糖尿病患者，麻醉药品成瘾者，创伤，结肠、会阴部手术，为该病常见的诱因。表皮有水泡，筋膜和皮下组织广泛坏死，皮下大量积脓，呈潜行坑道状，无肌肉坏死。患者常有贫血，低血红蛋白血症和高热等全身中毒症状。

青霉素、甲硝唑、头孢菌素类为有效抗生素。给予抗生素的同时须注意维持水电解质平衡和营养，适当输血。手术须行广泛清创，切除皮肤、皮下和坏死筋膜组织。

2.软组织化脓性感染的护理

此类患者除有局部的急性炎症表现外，严重者常有全身症状。患者可有情绪低落、烦躁不安的心理，生活自理能力常有下降。

(1)护理观察：①患者的一般状况，如精神状态、饮食、睡眠等情况；②患者的体温、脉搏、呼吸、血压和意识情况。伴有全身中毒症状的患者，常可出现体温升高、呼吸和脉搏加快、血压升高等情况，严重者可导致意识障碍，如谵妄、意识模糊、嗜睡，甚至昏迷；③观察局部病灶变化。局部红、肿、热、痛程度的变化，常可反映出炎症是趋于局限、消散，还是趋于扩散；观察脓液的特征如颜色、气味、黏稠度，来辨别致病菌的种类，为临床用药提供参考依据；④观察抗生素的不良反应，防止二重感染的发生。

(2)护理要求：①加强局部病灶的护理，减轻患者的痛苦；②做好药物治疗的护理，促进炎症的吸收、消散，防止炎症扩散，防止继发全身性感染；③做好患者的心理护理，使其能积极配合治疗；④进行健康教育，积极主动参与调整治疗方案，促进患者早日康复。

(二)全身化脓性感染

1.定　义

全身化脓性感染是指病原菌侵入人体血液循环，并在其内生长繁殖或产生毒素，引起严重的全身感染症状或中毒症状。全身化脓性感染通常为继发性，可继发于污染或严重创伤和各种化脓性感染，体内长期置管和不适当地应用抗生素和激素等也可导致全身化脓性感染。全身感染，常分为毒血症、败血症、菌血症和脓毒症等。

(1)毒血症：由病原菌毒素和组织破坏分解产物进入血循环引起的全身反应，如高热、头痛等。

(2)菌血症：血液内有活体细菌存在，但很快被机体防御系统清除而不能繁殖。

(3)败血症：指致病菌侵入血液循环，持续存在，迅速繁殖并引起全身症状，经血培养有致病菌生长。

(4)复数菌败血症：由两种或更多种类的病原菌引起的败血症，由两种或两种以上的革兰阴性杆菌占多数，常见的病原菌有大肠杆菌、克雷伯菌属、铜绿假单胞菌、脆弱类杆菌等，是一种极严重的混合性感染，据统计，其在全部败血症中占10%。

(5)脓毒血症：局部化脓性病灶的细菌栓子侵入血循环，或脱落的感染血栓从血道运行在身体其他部位或器官引起转移性脓肿。

(6)全身性炎性反应综合征：是一种严重的临床损害性全身炎症反应，必须有以下二项或二项以上的体征：①体温$>38℃$或$<36℃$；②心率>90次/min；③呼吸>20次/min或$PaCO_2$ <4.3 kPa；④白细胞值$>12.0×10^9$/L或$<4.0×10^9$/L。

2.病理生理

平时，病原菌可通过各种途径侵入人体引起感染，寄居在人体内的正常细菌也可以通过菌群失调和细菌易位而引起感染，前者常见于应用广谱抗生素后发生的二重感染，后者的典型例子就是肠源性感染，另一种内源性感染主要是由于细菌的生态条件变化如肠道内的大肠杆菌在呼吸道、胆道内可引起感染。具有健全免疫系统的机体，可通过抗原抗体反应和网状内皮系统的吞噬、解毒作用，将侵入的病原菌迅速消灭。一些侵入血循环内的病原菌，在其数量少、毒力小的情况下，人体的免疫系统一般仍能较迅速地将其杀灭。因此，细菌的单纯入侵，往往并不一定会引起全身性的感染，只有在大量毒力强的病原菌不断地或经常地侵入血液循环，超过人体的免疫防御能力，在血中生长繁殖、产生毒素时，才会导致全身性感染。常见的容易引起全身感染的因素有3种。

(1)局部感染病灶处理不当：如局部脓肿引流不当、引流不彻底或引流不畅，清创不彻底、伤口内存留异物或无效腔，体内置管且时间过长而护理不当，这些均存利于病原菌的侵入和繁殖。

(2)机体的抵抗力下降：如老年人、营养不良、贫血、肝功能不良等造成血浆蛋白过低、糖尿病、癌肿等慢性消耗性疾患。

(3)免疫功能改变：长期使用免疫抑制药物、抗癌药物、接受放射治疗和使用可的松、长期使用广谱抗生素等，均可对正常的免疫防御功能造成不良影响，改变机体内正常的细菌共生状态，使一些非致病菌得以生长繁殖，转为致病菌。根据病原菌的种类和病程的长短，全身化脓性感染时人体的各组织和脏器有不同的病理变化。①细菌产生的毒素可导致心、肝、肾等实质性脏器细胞的变性、坏死，镜下可观察到组织细胞的混浊肿胀、脂肪变性、灶性坏死等病理改变；②病情严重、病程长者，肺、肾、皮下和肌肉组织可发生迁延性脓肿和感染性血管梗死；③网状内皮系统和骨髓反应性增生，引起脾脏肿胀和周围血液中白细胞计数增多；④人体代谢严重紊乱可导致水、电解质代谢失衡、酸碱失衡等；⑤微循环受影响可发生感染性休克、多器官功能衰竭。

3.临床表现

(1)共同表现：①起病均急骤，都有40℃～41℃高热；②烦躁、淡漠、昏迷，呼吸急促、脉搏细速，肝、脾肿大，严重者可出现黄疸；③尿中可有蛋白、管型和酮体，皮疹，白细胞计数增多，可达(20～50)×10^9/L，细胞内可见中毒颗粒；④病情发展，可出现感染性休克。

(2)不同临床表现：①毒血症：高热前无寒战。血、骨髓、尿细菌培养阴性；②败血症：高热前有剧烈寒战。由于血循环中持续性病原菌的生长繁殖，体温呈稽留热，波动小，约0.5℃～1℃。眼结膜、黏膜、皮肤出现淤点。血培养常阳性。无转移性脓肿；③脓毒症：高热前常有寒战，但由于病原菌间歇性进入血循环，故寒战、发热呈阵发性，发作间期患者体温可正常或低于正常，体温呈弛张热，多有转移性脓肿。发作时采血培养呈阳性。

4.诊　断

诊断主要依据为病史和临床表现。全身化脓性感染多为继发性疾患，在存在原发感染灶的基础上出现全身感染的临床表现时，可确立诊断。有时原发病灶较隐蔽或发病时已愈合，此时，患者出现全身性感染的临床表现还不能用原发病灶解释时，须密切观察，防治延误诊断。病原菌检查对确诊和治疗有很大帮助，但往往需要一定的时间。因此，不能过分依赖而等待培养结果，应先积极治疗，待有培养结果后再调整治疗方案。同时须注意，由于患者多接受过抗生素治疗，一次血培养结果可为阴性，应24 h内连续多次培养，并注意在发生寒战前采血，必要时采动脉血培养，以增加阳性率。

5.治　疗

(1)抗感染：根据原发感染病灶选用抗生素，宜选用广谱抗生素或联合应用抗生素。根据细菌培养和药敏实验结果，调整用药。在体温正常，临床症状好转和局部病灶控制1～2周后停药。

(2)清除原发病灶和转移灶：深部脓肿应切开引流。坏死筋膜炎应清除坏死的筋膜和皮下组织，充分敞开伤口。应除去一切可能导致感染的因素，如长期留置的导尿管、静脉插管等。

(3)支持治疗：给予足够的能量，保持水电平衡，纠正酸碱紊乱。伴有贫血和低蛋白血症者，少量多次输新鲜全血和白蛋白。

(4)激素：肾上腺皮质激素可稳定溶酶体膜，维持内环境稳定，在危重患者早期应用有一定疗效。应短期、大剂量，并和抗生素同时使用防止感染扩散。

（5）增强抵抗力：可输注丙种球蛋白，也可用康复期血清。

（6）新治疗剂：外科感染不仅有微生物和内毒素的作用，还与众多的细胞因子及其受体密切相关，如肿瘤坏死因子、IL-6、IL-8 等。因此，近年来许多新的治疗措施渐渐应用于临床，如抗 TNF-α 抗体、血小板活化因子、持续性血液过滤（血滤）等。

6. 全身化脓性感染的护理

全身化脓性感染患者病情较重，发展迅速，多有明显的中毒症状，如神志淡漠、烦躁，甚至昏迷。并发感染性休克可危及生命。

（1）护理任务：①正确使用抗生素控制感染；②进行全身支持治疗，提高机体抵抗力；③加强整体护理，避免发生并发症，促进患者早日康复。

（2）护理措施：①对症护理，嘱咐患者卧床休息，保持病房的安静舒适以保证患者得到充足的睡眠，减少机体的能量消耗。对高热患者应行物理降温，帮助擦干汗液，更换衣服。加强口腔护理和皮肤护理。鼓励患者多饮水，经常帮助患者翻身，防止发生褥疮等并发症；②全身化脓性感染患者代谢率增快，消耗大量的能量，应加强营养护理，合理安排饮食，给予高热量、易消化的食物，注意补充维生素 C、维生素 B 等。对不能进食的患者，应静脉补充液体和热量，纠正水、电解质和酸碱失衡。严重感染的患者可多次少量输注新鲜血液，以提高机体的抗感染能力；③严重感染的患者常有情绪上的变化，应从生活上给予关心和照顾，尽量满足患者的要求，使患者得到心理安慰，从而建立战胜疾病的信心。

二、厌氧菌感染

厌氧性细菌包括某些革兰阳性、革兰阴性杆菌和球菌，它们专性厌氧，必须在无氧环境中生长。临床医师对芽孢厌氧菌感染有了充分的认识。但是，无芽孢厌氧菌引起的感染到 20 世纪 70 年代才引起人们的重视。这是由于厌氧菌培养技术的发展，感染标本中厌氧菌的检出率增加所致。厌氧菌种类繁多，已知厌氧菌有 31 属 245 种（含亚种和亚型）。

（一）常见外科感染中厌氧菌种类

1. 革兰阳性球菌

消化球菌常见于厌氧性肌炎、肝脓肿、脓胸等；消化链球菌常见于乳房脓肿、关节及手指感染等。

2. 革兰阳性芽孢杆菌

破伤风杆菌、产气荚膜杆菌、败血梭状芽孢杆菌，见于破伤风、气性坏疽等。

3. 革兰阳性无芽孢杆菌

放线菌属可引起放线菌病，其他如双歧杆菌、丙酸杆菌等。

4. 革兰阴性球菌

韦永球菌，常见于脓肿、脓胸、支气管感染等。

5. 革兰阴性杆菌

（1）类杆菌：常见为脆弱类杆菌、产黑色素类杆菌、腐蚀类杆菌。

（2）梭菌属：常见为核粒梭形杆菌、坏死梭形杆菌。

（二）发病诱因及机制

厌氧菌通常是寄生在人体内的共生微生物，如口咽部、上呼吸道、肠道、泌尿道、生殖道等。因此，厌氧菌的感染均属于内源性感染，这些细菌是一种条件致病菌。

1. 抵抗力降低

在全身或局部抵抗力降低时易发生侵入和感染。全身性因素通常有恶性肿瘤、白血病、糖尿病、应用免疫抑制剂或细胞毒性药物、手术创伤、营养不良、异物、脾切除等，特别是在原发需氧菌感染时，局部氧化还原能力降低，氧浓度下降的情况下发生。

2.厌氧菌感染

厌氧菌感染时，释放蛋白质分解酶，破坏体循环中的蛋白成分，如抗体、调理素等免疫成分，并能溶解组织纤维膜，破坏组织的防卫屏障功能，使感染的毒性增加，菌血症发展迅速。

3.需氧菌和厌氧菌混合感染

混合感染时，厌氧菌的存在可抑制机体对需氧菌的噬菌作用，使感染迅速恶化。

(三)厌氧菌感染的特点

1.内源性，条件性

在正常条件下，厌氧细菌和需氧细菌组成了人类的正常菌群，它们在人类的口腔黏膜中存在很长时间。通常，这些厌氧菌不会导致疾病。但是在某些特定的情况下，比如，糖尿病、血细胞减少症、恶性肿瘤、胶原血管病及服用化疗或激素等，导致机体免疫功能降低；由于外伤，局部皮肤黏膜的完整性被破坏；和一些抗生素的不当使用导致微生物群落失衡；当一些病原菌繁殖到一定程度后，这些非致病性或毒性很低的病原菌就会通过血液循环进入体内，从而造成内源性感染。

2.好氧与厌氧共生菌

在消化道中普遍存在，多见于手术后的切口与腹部的感染。随着对厌氧细菌的研究越来越多，临床上大多数厌氧细菌和好氧细菌混杂在一起。该复合感染是由多个病原菌共同导致的。两种厌氧细菌存在着共同的致病力。如大肠杆菌和金黄色葡萄球菌等，通常会产生一种能够促进类杆菌生长的过氧化物酶，所以它们经常会与类杆菌形成混合感染。另外，好氧细菌会在病变部位耗尽氧气，造成组织缺氧和坏死，为厌氧细菌的增殖提供了有利的条件。需氧细菌主要为非溶血性链球菌、变形杆菌、大肠埃希菌和金黄色葡萄球菌。

3.致病菌多样性

厌氧细菌在各部位感染中表现出显著差异。黑素类杆菌、二氧化碳吞噬纤维菌、丙酸类杆菌和梭形杆菌是口腔和牙周炎的主要病原菌，而软弱类杆菌则是最常见的病原菌。在急性中耳炎的感染中，以革兰阳性球菌为主的厌氧细菌。这些菌株大多能分泌 beta-内酰胺酶，从而使青霉素的疗效降低。胆道厌氧细菌以消化道为主，其中以"拟杆菌"最为常见。范昕建等对怀疑为厌氧菌的患者 302 例进行了细菌培养。结果显示：厌氧细菌的检出率以口腔感染、阑尾炎、阑尾脓肿、直肠癌手术切口、头颈部和躯干肢体感染为多，达 100%；其次为腹膜深层及胆管感染，占 73.3%；患有慢性上颌窦炎和脓毒症的患者低于对照组。在所有的厌氧细菌中，最多的是拟腐殖酸杆菌(32.4%)。

4.脓液腐臭和产气性

厌氧菌感染的分泌物有特殊的腐臭味，这是诊断厌氧菌感染的重要依据。须注意的是，在类杆菌和消化链球菌感染时，组织中常有气体产生，勿误认为气性坏疽。

5.迟发性

无芽孢厌氧菌的生长通常迟缓，因此临床出现症状也较晚，再由于厌氧菌培养多需 3～7 d，常造成治疗困难。

6.病情复杂、难治性

厌氧细菌可抑制、摧毁人体免疫系统，导致感染、蔓延、疾病恶化。其中一个原因就是厌氧细菌会破坏白细胞。首先，因厌氧细菌感染多为混合感染，在感染部位，拟杆菌分泌的 SCFAs 对中性粒细胞有广泛的抑制作用，尤其是当胞外液 pH 下降时，该 SCFAs 还可介导氢气进入胞内，引起胞内液酸化，进而破坏细胞功能。某些抗生素在酸性环境中不能有效地发挥作用。其次，病灶中的纤维质沉淀也会对病原菌的杀灭产生一定的影响。厌氧细菌感染的顽固性还在于其难以确诊。在一般情况下，由于厌氧菌感染无法在正常的环境中生长，最终只能通过厌氧菌培养来确诊，所以在治疗过程中，首先要确定诊断，所以应该尽早、正规地采集样本，并对样本进行病原学培养，其中既有厌氧菌培养，也有常规的有氧培养。对于疑似感染了厌氧菌的患者，为了避免病情加重或进一步恶化，可以在进行细菌培养的同时，给予相应的抗厌氧菌药物。

(四)诊断要点

厌氧菌感染的确诊依靠细菌培养，包括直接涂片和厌氧菌常规培养，其他还有血清免疫学方法、荧光免疫法和放射性同位素技术。有研究发现，厌氧菌感染标本特异性地含有短链脂肪酸，可用气相色谱技术检测，此法具有快速、简便、灵敏等特点，从收取标本 1 h 内就可获得初步诊断。

临床如出现以下情况须警惕厌氧菌感染：①感染灶有恶臭的分泌物或培养物产气，分泌物为暗红色或发黑，或含有硫黄颗粒，经紫外线照射呈红色荧光等；②局部有假膜形成；③常规培养无细菌生长而涂片可见大量形态一致的细菌；④昏迷状态下发生的肺部或胸腔感染；⑤晚期恶性肿瘤、创伤、缺血等有组织腐败病理基础上的感染；⑥伴有黄疸的败血症；⑦需氧菌感染而广谱氨基苷类抗生素无效者。

(五)治　疗

1.抗生素治疗

(1)甲硝唑：1972 年 Tally 发现甲硝唑可以治疗全身厌氧菌感染，此后 20 多年的应用表明其具有高效的抗厌氧菌感染活性，它的应用是人们治疗厌氧菌感染的重要标志。甲硝唑的优点在于：①高效的抗厌氧菌活性，对脆弱类杆菌的活性最强，是唯一具有杀菌作用的抗厌氧菌药物；②不良反应和毒性低；③极易渗入组织和体液中，并能通过血—脑屏障；④给药途径广，甲硝唑口服、静滴或栓剂肛塞栓剂后，在组织中均易达到有效浓度；⑤与其他抗生素无配伍禁忌，极少发生耐药菌株；⑥价格低廉；1979 年日内瓦国际会议推崇其为治疗厌氧菌感染的首选药物，迄今仍是最理想的抗厌氧菌药物。

(2)青霉素 G：对许多厌氧菌有效，但对常见的脆弱类杆菌无效，因该菌能产生 β-内酰胺酶使青霉素灭活。哌拉西林对脆弱类杆菌有效；阿莫西林对厌氧菌与普通青霉素效果相似。

(3)四环素：对革兰阳性球菌和大多数类杆菌有效，但在低 pH 的厌氧菌脓腔中不易发挥作用，反而会使耐药菌株增多，现已不再被认为是治疗厌氧菌感染的有效药物。

(4)氯霉素：对厌氧菌和需氧菌均有良好效果。氯霉素有强大的抗菌作用，除少数产气荚膜杆菌外，大多数厌氧菌对它敏感。其易通过血-脑屏障，但对造血系统损害较大，可引起骨髓抑制，有导致再障和粒细胞缺乏的危险，临床上慎用。

(5)第 2、3 代喹诺酮类药物：如吡哌酸、氧氟沙星、诺氟沙星等对某些厌氧菌也有一定疗效。

(6)头孢类抗生素：第 2 代头孢菌素对脆弱类杆菌有效，其他头孢菌素类抗生素对脆弱类杆菌几乎无效，虽本类抗生素对多数厌氧菌感染有一定的作用，但其对 β 内酰胺酶的敏感性较青霉素高，故其疗效不及青霉素 G，不宜用于治疗脆弱类杆菌引起的感染。

(7)林可霉素和克林霉素(林可霉素的衍生物)：除部分消化链球菌及梭状芽孢杆菌外，对各种厌氧菌感染均有效，是仅次于甲硝唑的优选抗厌氧菌抗生素，不能透过血-脑屏障。长期使用会引起严重的伪膜性肠炎。

2.药物选用及联合用药

(1)呼吸系统感染：主要为消化链球菌、梭形杆菌属和脆弱类杆菌，多为混合感染，首选甲硝唑，次选氯霉素并与氨基苷类抗生素合用。

(2)腹腔内感染：以脆弱类杆菌多见，其次为产气荚膜杆菌和厌氧球菌，常与兼性菌混合感染，首选甲硝唑，次选氯霉素并与氨基糖苷类联用。

(3)皮肤软组织感染：常由产气荚膜杆菌、破伤风杆菌引起，首选青霉素，次选林可霉素。

(4)骨与关节感染：以类杆菌为主，首选林可霉素，次选氯霉素。

(5)中枢神经系统感染：致病菌多为脆弱类杆菌、梭形杆菌和消化链球菌，首选甲硝唑加青霉素，次选氯霉素加青霉素。

3.高压氧疗法、过氧化氢

一般厌氧菌必须在无氧或氧分压较低的环境下才能生长，高压氧治疗能提高组织的氧张力抑制厌氧菌繁殖。过氧化氢是厌氧菌感染性伤口的清洗药物，它能释放新生氧，杀死厌氧菌。

4.消除厌氧菌生长的环境条件

通过必要的外科手术，清除一切坏死组织，引流脓液，组织减张，改善循环，造成不利于厌氧菌生长的环境。

(六)常见厌氧菌感染

1.无芽孢厌氧菌感染

常见于脑脓肿、肺脓肿、腹膜炎、腹腔脓肿、创伤清创术后及人或动物咬伤后感染等。感染伤口有组织坏死、气体形成，血性渗出物发黑。分泌物具有恶臭或有腐败味。

实验室检查，普通培养阴性，涂片革兰染色有菌生长，厌氧菌培养有菌生长，常见为脆弱类杆菌，产黑杆菌。

治疗首先须彻底清创，充分引流，清除利于厌氧菌生长的环境。高压氧疗常可作为手术疗法的辅助性治疗。

甲硝唑、氯霉素对脆弱类杆菌效果良好。革兰阳性厌氧菌对甲硝唑、林可霉素、氯霉素和青霉素敏感。韦永球菌对甲硝唑、氯霉素、林可霉素、青霉素和头孢菌素均敏感。因有需氧菌的混合感染，因此用头孢西丁能有效地治疗此类感染。

2.破伤风

常见于创伤、战伤、无严格无菌条件下的接产情况。破伤风杆菌是一种革兰阳性厌氧梭状杆菌，破伤风由细菌生长繁殖后产生的外毒素(包括痉挛毒素、溶血毒素)引起。

潜伏期约1～2个月。发病时较典型的症状表现为先有头痛、头晕、嚼肌紧张等前驱症状。持续1～2 d后发病。首先突出的症状是肌肉紧张性收缩，最初是咀嚼肌，患者出现咀嚼不便、张口困难、随后有牙关紧闭，脸部表情肌群阵发性痉挛时出现蹙眉、口角缩向外下方，形成"苦笑"面容。颈项肌痉挛时呈颈项强直，背腹肌同时收缩因背肌群力量大呈"角弓反张"。每次发作时患者大汗淋漓，可持续数分钟。在上述持续收缩的基础上，任何轻微的刺激，如声、光、震动、饮水、注射等均可诱发强烈的痉挛，患者在发作期间神志始终清醒亦无感觉异常。若有呼吸肌群及膈肌持续性痉挛可造成窒息死亡。

破伤风可以预防，彻底清创是最好的预防措施。此外，尚有主动、被动免疫注射预防。主动免疫是通过注射破伤风类毒素，使人体产生抗体-抗毒素，从而达到免疫的目的，是目前最可靠、有效和最经济的方法。被动免疫目前常用的是通过注射破伤风抗毒血清(TAT)，剂量为1 500 IU，作皮下或肌肉注射，人体破伤风免疫球蛋白(TIG)为一种理想的破伤风抗毒素，常用剂量为250 IU，但价格昂贵。

治疗应采用综合性措施。

首先，将患者放置在安静、无光、无声刺激的环境，由专人护理。保持呼吸道的通畅和给予全身支持治疗，供给足够的能量和水分，防止酸碱失衡。

控制和解除痉挛是综合治疗的中心环节，通过安定和镇静降低患者对刺激的敏感性而使痉挛不发，少发或轻度发作。常用的药物有安定、氯丙嗪、10%水合氯醛、苯巴比妥，根据病情适当应用肌肉松弛剂如氨酰胆碱、筒箭毒碱、氯化琥珀酰胆碱等。

中和毒素可注射破伤风抗毒血清，近年来主张用椎管内注射，用小剂量，6 000～10 000 IU(成人量)，入院当日使用1次。人体破伤风免疫球蛋白3 000～6 000 IU，肌注，另 1 000 IU 伤口内注射。

青霉素、四环素对破伤风杆菌均有杀灭作用，而且还可同时控制其他需氧菌感染。

3. 梭状芽孢杆菌性肌坏死

以前称为"气性坏疽"。由梭状芽孢杆菌侵入伤口而引起的急性感染，平时创伤中清创不彻底，伤口缝闭或填塞过紧均有利于梭状芽孢杆菌生长而发生感染。

潜伏期一般为 1～4 d，也可短至 6 h，长至 3～6 d，多数在伤后 3 日发病。

局部胀痛，止痛药物无效。伤口周围肿胀、苍白发亮或呈紫红、暗黑色，皮肤常见内有暗红色液体的水泡。压迫伤口边缘可见气体溢出，并有血性分泌物流出，气味恶臭。轻压周围组织可闻捻发音。肌肉失去弹性，刀割不出血也不收缩。患者有严重的毒血症表现，极度虚弱，高热(40℃～41℃)，每分钟脉速 120，晚期可有黄疸，甚至休克。

创面分泌物涂片可找到大量的革兰阳性杆菌，但白细胞很少。厌氧菌培养阳性。X 射线平片检查发现肌群内有积气阴影。

诊断一经确定，应紧急手术，在病变区域作广泛切开减压，彻底清创，敞开伤口，充分引流。对全身中毒症状严重，各层肌肉均已受累者应施行截肢以抢救生命。

青霉素 G 和甲硝唑对产气荚膜杆菌的抑菌率达 100%，可在术前、术中、术后持续应用。剂量：青霉素每日 1 000 万 IU，甲硝唑每日 1.5 g。

加强全身支持治疗，可少量多次输血，维持水与电解质平衡，纠正酸碱紊乱，给予充分能量，可用 TPN。高压氧治疗可作为手术的辅助措施。为防止感染传播，应将患者隔离，患者用过的一切物品，应进行严格消毒，用过的敷料应予焚毁。

第七章 血液科疾病的护理

第一节 白血病的护理

白血病(Leukemia)是一种以造血干细胞为基础的恶性克隆性疾病。其克隆出的异常及原始型白细胞(又称白血病)无法控制增殖、分化及凋亡,滞留于不同时期。在骨髓等造血系统中,白血病细胞的增殖、聚集、增殖、增殖、迁移、侵袭等是导致白血病发生的主要原因。在临床上,患者的主要症状是:逐渐加重的贫血,有不同程度的发热、反复感染、出血和组织器官浸润等,同时还会有幼稚细胞的存在。

白血病发病率约占所有癌症的5%。我国白血病年发病率为2.76/10万,在恶性肿瘤中居第六位(男性)和第八位(女性),接近于亚洲国家,但低于欧美,以急性白血病多见。男性发病率略高于女性,各年龄组均可发病,但在10岁以下儿童及50~69岁发病呈高峰。

一、概　述

(一)分　类

根据疾病的严重程度和细胞分化程度,白血病可分为急性白血病和慢性白血病两大类。

(二)病因及发病机制

1. 原　因

目前,白血病的原因尚未完全明确,其发生的原因有如下几种。

(1)病毒学:人源T淋巴细胞Ⅰ型病毒(HTLV-Ⅰ)感染可导致成年T淋巴细胞白血病。该病毒属于C型反转录病毒,能通过哺乳、性行为和输血等途径传播。并提出该病毒可能是由直接引起,也可能是由一定的物理、化学因子引起。同时,人们也发现了EBV和HIV病毒与淋巴癌之间的联系。

(2)化学物:某些化学物具有诱发白血病的效应。例如,长期暴露在苯及其衍生物中的比例较高。一些抗癌药物(如氮芥、环磷酰胺、依托泊苷等)可引起白血病。此外,还发现了波特松及其衍生物、氯霉素和亚硝胺等药物所致的白血病。新近研究表明,以乙二吗啉为代表的亚乙胺衍生物对染色体有明显的致畸效应,并与白血病发生发展密切相关。

(3)放射因子:包括X射线、放射射线和电离射线,目前已经证实,电离辐射会导致白血病,而白血病的产生与机体所吸收的辐射量有关,单次高剂量或多次低剂量的辐射量都会导致白血病,在日本,广岛和长崎的核爆中,受到强烈辐射量影响的区域,白血病的发生率比没有受到辐射量影响的区域高出17~30倍。然而,低剂量(如诊断性)放射是否会诱发白血病目前还没有明确的证据。

(4)基因:家系白血病大约是1 000例白血病患者中的7例,如果一名家系成员得了白血病,那么他的亲属得白血病的概率是普通人的4倍,同卵双胞胎得白血病的概率是普通人的12倍。21-三体综合征、布卢姆综合征、弗朗可尼综合征等具有异常染色体者的白血病发生率明显高于正常人群。

(5)其他原因:一些血液疾病,例如,骨髓增生异常综合征,淋巴瘤,多发性骨髓瘤,最后会发展成白血病。

2. 发病机制

白血病发病机制较复杂。上述因素均可促发遗传基因突变或染色体畸变,促使白血病细胞形成,引起正常细胞减少,加上人体免疫功能的缺陷,使已形成的肿瘤细胞不断增殖,最终导致白血病的发生。

二、急性白血病

急性白血病是一种造血干细胞的恶性克隆性疾病，当其发生时，骨髓中出现了大量的异常原始细胞和幼稚细胞(白血病细胞)，这些细胞会对正常的造血造成严重的影响，并对肝脏、脾、淋巴结等器官造成严重的影响，患者会出现贫血、出血、感染和浸润等症状。在我国，急性白血病的发病率高于慢性，且以急性非淋巴细胞性白血病为主，急淋次之。急性粒细胞白血病在成人患者中最为常见，急淋在儿童患者中也较为常见，且男性患者比女性患者稍高。

(一)临床症状

有快有慢，急则以高烧或大出血为主，缓则以脸色苍白、乏力或小量出血为主。少部分患者是因为皮肤紫癜，月经过多，或者是拔牙后流血不止而去医院就诊的。

1.贫血症

最初表现为多见，并逐渐恶化，一半患者到医院时已经严重贫血症，有些患者由于病程较短，甚至完全没有贫血症。这是由于骨髓中的白血病细胞过度增殖和干扰，导致了正常的红细胞生成降低。另外，低产红系、溶血、出血和部分抗白血病药(如阿糖胞苷、氨甲蝶呤等)的使用也是导致其发生的重要原因。

2.发　热

最常见的症状，50%患者以不同程度的发热起病。可表现低热，亦可高热，体温可达39℃～40℃。大多数因感染引起，原因是成熟粒细胞缺乏及功能缺陷、糖皮质激素和化疗药物的应用等因素使机体免疫力低下所致。常见的感染有口腔炎、牙龈炎、咽峡炎，其次有肺部感染及肛周炎、肛周脓肿。局部可表现为炎症、溃疡、坏死或脓肿形成，严重时可致菌血症或败血症。常见致病菌为革兰氏阴性菌，如肺炎克雷伯杆菌绿脓杆菌、大肠杆菌和产气杆菌等。疾病后期由于长期应用广谱抗生素、肾上腺糖皮质激素、细胞毒类的化疗药物，常伴真菌感染。但白血病本身也能引起持续低至中度发热，即肿瘤性发热。与白血病细胞的高代谢状态及其内源性致热源物质的产生有关，常规抗生素治疗无效，但化疗药物可使患者体温下降。

3.出　血

几乎全部患者在发病过程中均存在出血，其中40%患者在发病初期以出血为主。其病因与血小板减少，血小板功能失调，凝血因子降低，白血病细胞浸润及细菌毒素所致的血管损害有关。出血的位置可能会影响到身体的各个部位，主要表现为：①皮肤淤点、瘀斑、鼻、齿龈出血、子宫出血等；②眼底出血对视觉有影响；③以颅内出血最重，往往出现头疼、呕吐、两个眼珠大小不一致的情况，可引起意识模糊，乃至死亡；④AEL由于容易发生弥散性血管内凝集(DIC)，导致广泛出血，是AEL中出血倾向最显著的AEL。

4.白血病细胞浸润表现

(1)骨骼和关节疼痛：白血病常见的症状。胸骨下端局部压痛对急性白血病诊断有一定价值，四肢骨骼可有不同程度的疼痛，以儿童多见。急性粒细胞性白血病患者由于骨膜受累，还可在眼眶、肋骨及其扁平骨的骨面形成粒细胞肉瘤(绿色瘤，chloroma)，其中以眼眶部位最常见，可引起眼球突出、复视或失明。

(2)肝、脾，淋巴结肿大：肝、脾，淋巴结浸润较多，主要表现为急淋。肝脾轻到中度肿大，表面平滑，偶尔可触痛；大约有五成的患者会出现淋巴结肿大，这些肿大多发生在颈部、腋窝或腹股沟，多以急淋为主。

(3)口腔及皮肤受侵：可能出现牙龈增生、肿胀；在急非淋M1、M5的情况下，皮肤会出现蓝灰色斑丘疹(局部皮肤隆起、变硬、呈紫蓝色结节状)、皮下结节、多形红斑、结节性红斑等症状。

(4)中枢神经系统性白血病(CNSL)：近年来，化疗药物的应用可显著地提高了白血病的疗效，并显著地延长了患者的生存期，但是化疗药物很难透过血—脑屏障，使得潜伏在 CNSL 中的白血病细胞无法被杀死，从而导致 CNSL 的发生，这也是 CNSL 髓外性复发的重要原因。CNS 白血病可以出现于任何一种疾病，但多见于急性期，多见于急性淋，尤其是小儿，其次是急非淋(M4、M5、M2)。临床症状包括：头痛，呕吐，颈部僵硬，嗜睡，抽搐，昏迷，脑脊液压升高。

(5)睾丸侵犯：以无疼痛的睾丸肿大为特征，多数为单侧性。另外一侧虽然没有肿瘤，但是切片检查显示有白血病细胞的浸润，在急淋化疗结束后，这种疾病在儿童和青年人身上比较常见，是继中枢神经系统白血病髓外复发之后的第二大病因。

(6)其他：白血病可侵犯肺部、心脏、消化道和泌尿生殖系统等其他组织和器官。

(二)实验室及其他检查

1.血常规检查

正常情况下，患者的白细胞计数一般在$(10\sim50)\times10^9/L$之间。在血涂片上可以看到大量的原始细胞和/或幼稚细胞，而在白细胞不增加的患者外周血中几乎看不到原始细胞。患者通常会出现各种类型的正常细胞贫血。大约有 50%的患者血小板计数低于$60\times10^9/L$，到了后期，血小板会急剧下降，并伴随着出血时间的延长。

2.骨髓检测

骨髓检测是急性白血病患者必须进行的一项检测，也是诊断的主要依据，对临床分型，指导治疗，判断疗效，判断预后起到了很大作用。大部分患者的骨髓都是活跃的，大部分都是原始细胞，没有成熟细胞，只有少部分成熟细胞，这就是所谓的"裂孔"。如果骨髓有核细胞中含有超过 30%的原始细胞，就可以确诊为急性白血病。正常粒细胞、红细胞和巨核细胞的数量明显下降。也有少部分患者出现了骨髓增生异常。奥尔小体(auer)是由嗜苯胺蓝微粒在血液中异常凝聚形成的一种肿瘤形态学标志，在急性非淋病中表现出较强的特异性，具有较高的诊断价值。

3.急单、急淋、急粒等疾病的诊断和鉴别诊断

糖原染色、过氧化物酶染色、非特异性酯酶、中性粒细胞碱性磷酸酶测定等都是比较常见的检测方法。

4.免疫检验

通过检测由白血病细胞表达的特异抗原，来分析细胞的所属序列、分化程度及功能状况，从而将急性淋病和急性非淋病及它们的相应亚型区分开来。

5.其　他

一些生化指标，比如，血清中的尿酸含量升高，会导致尿酸结晶的生成，从而对肾脏的功能造成一定的影响。凝血异常可能是因为患者同时患有弥漫性血管内凝血。溶菌酶活力检测结果显示，M4、M5 等血清及尿中的溶菌酶活力均有升高趋势，而其他类型的急性白血病则无此趋势。CSF 的检测结果为：CSF 的患者 CSF 的压力会上升，可以看到白细胞的数量会上升，蛋白质会上升，但是糖分会下降，并在涂片上发现了白血病细胞。

(三)治疗要点

1.辅助性治疗

(1)高白细胞(白细胞数$>100\times10^9/L$)的急救措施：高白细胞(白细胞数$>100\times10^9/L$)不但使患者早死，还使髓外性白血病的发生率及复发率增高。如果血液中的白细胞计数超过$200\times10^9/L$，就会出现白细胞淤滞症，会出现呼吸困难，严重的还会出现呼吸窘迫、低氧血症、头晕、言语不清、反应迟钝、中枢神经系统出血及阴茎异常勃起等症状。如果发生了高尿酸血症，可以利用血球分离器，进行单人采血，以除去多余的白细胞，同时进行化学治疗，避免出现高尿酸血症、酸中毒、电解质失衡、凝血障碍等并发症。

（2）预防感染：为急性白血病患者争取到有效的化学治疗和造血干细胞移植，降低患者的死亡率，是十分重要的。在患者接受化学治疗和放疗后，往往会出现粒细胞下降的症状，此时患者最好是进入层流病房或者是无菌隔离病房。如果发烧，首先要明确感染的原因和部位，然后找到致病的细菌，然后再进行合理的治疗，比如，头孢菌素类、氨基糖苷类等。

（3）改善贫血，预防出血：重度贫血患者需吸氧，同时输注浓缩红细胞，使血红蛋白保持在 80 g/L 以上，但在出现白细胞淤积的情况下，为了避免使血液黏度进一步升高，应避免立即输血。如果患者出现血小板偏少，则需要输注浓缩的血小板，使其数量在 20×10^9/L 以上。合并有弥漫性血栓时，需要采取适当的治疗措施。

（4）纠正水、电解质及酸、碱失衡：在化学治疗之前及治疗过程中，要经常监测水、电解质及酸、碱失衡，并及时加以纠正，使体内的水、电解质及酸、碱平衡保持较好的状态，使药物的作用得以有效地发挥。

2. 化学药物联合治疗

（1）白血病常用化学药物及其主要毒副作用见表 7-1。

表 7-1　白血病常用化学药物及其主要不良反应

种类	药名	缩写	给药途径	主要不良反应
抗叶酸代谢	氨甲蝶呤	MIT	鞘内注射、口服、静脉注射	口腔及胃肠道黏膜溃疡，肝损害，骨髓抑制
抗嘌呤代谢	6-巯基嘌呤	6-MP	口服	骨髓抑制，胃肠反应，肝损害
	氟达拉滨	FLU		神经毒性，骨骼抑制，自身免疫现象
抗嘧啶代谢	阿糖胞苷	Ara-C	静脉滴注、皮下注射	消化道反应，口腔溃疡，骨髓抑制，脱发
	安西他滨	Cy		骨髓抑制，唾液腺肿大
烷化剂	环磷酰胺	CTX	口服、静脉注射	骨髓抑制，恶心呕吐，脱发，出血性膀胱炎
	苯丁酸氮芥	CLB	－	骨髓抑制，胃肠反应
	白消安	BUS	－	皮肤色素沉着，精液缺乏，停经，肺纤维化
	长春新碱	VCR	静脉注射	末梢神经炎，腹痛，脱发，便秘
	高三尖杉酯碱	HHT	静脉注射	骨髓抑制，心脏损害，消化道反应
抗生素类	依托泊苷	VP-16	－	骨髓抑制，脱发，消化道反应
	柔红霉素	DNR	静脉注射	骨髓抑制，心脏损害，消化道反应
酶类	去甲氧柔红霉素	IDR	静脉注射	骨髓抑制，心脏损害，消化道反应
激素类	左旋门冬酰胺酶	L-ASP	静脉滴注	肝损害，过敏反应，高尿酸血症，高血糖，胰腺炎，氮质血症
抗嘧啶、嘌呤代谢	泼尼松	P	口服	类库欣综合征，高血压，糖尿病
肿瘤细胞诱导分化剂	羟基脲	HU	－	口服消化道反应，骨髓抑制
	维 A 酸（全反式）	ATRA	口服	皮肤黏膜干燥，口角破裂，消化道反应，头晕，关节痛，肝损害

（2）化学治疗期：将化学治疗分为诱发缓解期和缓解期两个阶段。①诱导性应答：指患者在接受化疗后至完全应答(CR)这一时期。采用联合化疗的方法，可以快速、大量地杀灭白血病细胞，让身体恢复正常的造血功能，让患者能够在最短的时间里，让白血病的症状和体征完全消失，在进行外周血常规的时候，白细胞分类中没有幼稚细胞，而骨髓的时候，相关系列的原始细胞与幼稚细胞的总和低于 5%(简称 CR)。急性白血病(AL)治疗的成功与否，直

接关系到其疗效；②CR 后的处理：CR 后继续进行的处理。这是因为患者在获得 CR 后，还会有 $10^8 \sim 10^9$ 个白血病细胞存在，并且在一些髓外区还会有白血病细胞浸润，这是导致患者复发的原因。这一阶段的治疗，主要是为了将残留的白血病细胞完全杀灭，避免疾病复发。对于延长患者的完全缓解及无疾病生存时间，争取痊愈起到决定性的作用。

(3)常用的化疗方案：急性白血病的治疗方案见表 7-2。CNSL 的防治：AL 治疗是减少复发的关键，尤其是急性淋巴细胞白血病。常在缓解后鞘内注射氨甲蝶呤，首次 5 mg，以后每次 10 mg，为减轻药物刺激引起的蛛网膜炎，可同时加用地塞米松 2 mg，每周 2 次，共 3 周。对氨甲蝶呤耐药者可用 Ara-C 鞘内注射。总之，AL 治疗应根据不同分型、患者的血常规检查情况、骨髓检查情况、身体状况、年龄、对药物的反应和毒性反应的不同而选用化疗方案和调整剂量。

表 7-2　急性白血病的治疗方案

疾病	诱导缓解方案	巩固强化	缓解期
急性淋巴细胞白血病	儿童：VP；成人：VDLP、VDP	原方案(2～4疗程)，1 次/月，维持 3～4 年	6-MP 和氨甲蝶呤交替口服
急性非淋巴细胞白血病	DA、HA	原方案(4～6疗程)或 Ara-C(1次/(1～2 个月)，维持 1～2 年	随访
急早幼粒	维 A 酸(全反式)，每日 25～45 mg/m²	原方案(4～6疗程)或 Ara-C(1～2 个月一次)，维持 1～2 年	随访

注：V(长存新碱)，P(泼尼松)，D(柔红霉素)，L(门冬酰胺酶)，A(阿糖胞苷)，H(三尖杉碱)。

(4)造血干细胞移植(hematopoietic stem cell transplantation，HSCT)：目前被普遍认可的根治性标准治疗。急性白血病应在第一次完全缓解时进行，自体、异体干细胞移植均可。移植成功者一般可获得长期生存或治愈，5 年存活率为 40%～50%。

(5)高龄急性白血病的处理：60 岁以后，由于某些物理化学因素所致，耐药，重要器官功能障碍所致，核型不良的患者较多，因此，更要重视个体化的处理为减少有关的病死率，多数患者需要减少化疗药物的用量。

(四)护理评估

1.健康史

(1)有无接触放射性物质或化学毒物的情况，是小剂量接触还是大剂量接触，是经常接触还是偶尔接触。

(2)是否用过细胞毒药物，是长期服用还是偶尔服用。

(3)家族中是否有与白血病类似的患者。

(4)既往是否有其他血液病(如慢粒、ITP、淋巴瘤、多发性骨髓瘤等最终可能发展为急性白血病)。

(5)有无反复病毒感染史。

(6)对再次入院者，应了解患者原有化疗方案及化疗次数、用药效果，能否耐受化疗及是否达完全缓解等。

2.身体状态

(1)感染情况，如发热的时间、程度、发展过程及其伴随的感染症状。

(2)出血情况，如出血的部位、形式、量及其伴随的缺血症状，尤其是否有头痛、呕吐、意识障碍等颅内高压的症状。

(3)贫血情况，如评估皮肤黏膜的颜色、头发和指甲色泽等。

(4)白细胞浸润情况，如有无骨骼和四肢关节疼痛、淋巴结和肝脾肿大、皮肤损害、脑膜炎、颅内高压、眼眶肿块、睾丸无痛性肿大等组织浸润症状。

3. 实验室及其他检查

(1)血常规检查有无白细胞明显增高，红细胞和血小板减少。

(2)骨髓检查有无有核细胞增生明显活跃至极度活跃。

(3)脑脊液检查能否发现白血病细胞。

(4)其他检查(如细胞化学染色、免疫学等)有阳性结果。

4. 心理社会资料

(1)是否由于病情严重、濒临死亡或治疗效果不佳，患者感到恐慌、愤怒和绝望。

(2)是否因化疗药物的不良反应，引起厌食、口腔溃疡、脱发等，患者感到苦恼。

(3)是否因粒细胞缺乏，实施保护性隔离，患者感到孤独。

(4)是否因日渐加重的经济负担，患者及其家属感到忧心、悲观。

(五)常用护理诊断

1. 有感染的危险

与正常粒细胞减少、免疫力低下有关。

2. 活动无耐力

与白血病引起的贫血、代谢率增高、化疗药物不良反应有关。

3. 预感性悲哀

与疾病的性质、治疗反应、预后不良、病死率高等有关。

4. 潜在并发症

化疗药物不良反应、中枢神经系统白血病、尿酸性肾病。

(六)目 标

(1)白血病细胞减少，成熟粒细胞增多；改善营养不良，纠正贫血；不发生严重感染。

(2)活动耐力增强，日常活动后无不适感。

(3)能正确面对患病现实，积极配合治疗和护理，情绪稳定，惊恐不安、悲观失望情绪减轻或消失。

(4)预防和减少并发症发生。

(七)护理措施及依据

1. 有感染的危险

(1)指导患者养成良好的个人卫生习惯。呕吐或咳嗽后应漱口，为患者选用抗细菌和抗真菌的漱口液交替使用。每日用 1∶5 000 高锰酸钾溶液或氯己定坐浴。出汗后及时擦干汗液，更换内衣，保持皮肤清洁。

(2)密切注意身体温度的变化，并做好记录，如果身体温度高于 38.5℃，则应采取头部冷敷、温水擦浴等方式进行物理降温。高热的患者在医生的指导下给予抗生素和退热药，并吸氧。

(3)在护理的全过程中，应严格按消毒方法进行，以防止发生感染。

(4)在绝对数不超过 $0.5 \times 10^9/L$ 的情况下，有较高的感染概率，应该采取保护隔离措施。如果没有层流室，患者就应该被安排在一个单独的房间里，这样就可以保持房间的通风，定期对房间的空气和地板进行消毒。

2. 活动无耐力

(1)休息和活动：病情轻和缓解期患者可适当休息，在力所能及的范围内完成部分日常生活活动和进行适当的运动；化疗期间以及严重贫血、感染或有明显出血倾向等病情较重者，应绝对卧床休息；对进行保护性隔离的患者，提供必要的健身器械；根据病情协助患者洗漱、进餐、大小便等，以保证充分休息和防止病情加重。

(2)增加营养：患者的营养状况对能否坚持化疗及疾病的预后有着十分重要的意义。应给予高蛋白质、高热量、高维生素、清淡易消化的食物，少量多餐，细嚼慢咽。有消化道出血时，暂禁食或进少量流质。避免在化疗前后 1h 进食，并指导患者进食前做深呼吸及吞咽动作，进食后取坐位或半卧位，以减轻恶心、呕吐。病情严重不能进食者，帮助患者用吸管进流质饮食。

3. 预感性悲哀

(1) 心理辅导：护理人员要有耐心地聆听患者的倾诉，并鼓励患者将自己的悲痛情绪发泄出来；对患者解释，长期情绪低落、焦虑及抑郁等会导致自身稳态失衡；使患者了解到，不良的精神状态对患者的身体恢复是有害的；对患者做一个有代表性的案例的报告，或者邀请那些活了很久的患者来做一个例子。对患者进行自我心理调节、转移注意力、放松治疗等方面的指导，并为患者提供一些具有娱乐性的书籍、杂志、音乐磁带等，帮助患者维持良好的心情。

(2) 养成良好的生活习惯：在化疗间歇期间，应坚持每日进行适量的运动，如散步、打太极拳等。饮食要有规律，要有充足的睡眠，同时要有足够的营养。在身体健康的基础上，多做一些对患者有好处的活动，让患者感觉到自己活着的意义，增加自己活下去的信心。

(3) 社会支持：在患者被诊断出来之后，患者的家属应能够很好地调节自己的情绪，并给予患者关心和帮助，给患者一个舒适安全的就医环境，让患者感受到来自家庭的关爱和支持。护理人员应积极协助患者寻找社会支援、构建社会支援网络，以提高患者对疾病的自信心。

4. 潜在并发症

(1) 病情观察：严密观察患者生命体征，监测患者白细胞计数，做好记录。注意观察患者皮肤、黏膜、呼吸道、消化道有无感染的征象。密切注意患者有无出血征兆，患者血小板过低嘱卧床休息，同时告诉患者如有头痛、视力改变应立即报告。

(2) 化疗药物副作用的防治

1) 防止静脉炎和组织坏死：由于大部分的化学药剂对组织有很强的刺激作用，所以在反复注射时，往往会造成静脉周围组织的发炎，表现为注入的血管中有条状的红色斑点，接触时有高温，有硬结，有触感。炎性消退后，由于内膜增生，注入的血管变得狭窄，严重者甚至出现血管闭锁。如果在注射过程中药物外泄，可能会造成局部组织的坏死。所以在进行静脉注射的时候要注意以下几点：①对于已经多次给过化疗药物的患者，需要对静脉进行合理的使用，可以选择中央静脉或者深静脉进行留置。若采用浅表静脉，则要选用有弹性、直立的大血管，按顺序从前臂到手背、手腕到肘窝，尽量不要在循环功能不好的四肢上注射。每一次换针，都要加强对静脉穿刺技巧的掌握；②静脉注射时，应用生理盐水冲洗，确认无问题后，才能将药物注入，然后用 10～20 mL 的生理盐水冲洗，然后将针头拔出，以缓解针头的疼痛；③在输液过程中，如果怀疑有药物外渗，则应立即停止输液，也不能拔出针头，抽出 3～5 mL 的血，然后将针头从针头上拔出，并在皮下多次注射生理盐水加地塞米松，深度要比渗出面积大；也可以在医生的指导下选择与之对应的拮抗剂，比如，硫代硫酸钠可以用来拮抗氮芥、丝裂霉素、放线菌素 D，8.4%的小苏打可以用来拮抗多柔比星和长春新碱；局部冷敷也能起到一定的作用，可在冷敷后用 25%硫酸镁湿敷，宜用普鲁卡因进行局部封闭。出现静脉炎症的时候，可以采取药物外渗的方法，如果出现全身发热或者是条索状红线快速蔓延的情况，可以进行紫外线照射，每日一次，每次 30 min。

2) 对骨髓抑制的保护：大部分化疗药对骨髓的抑制作用达到最低水平的 7～14 d，对骨髓的抑制作用达到最低水平的 5～10 d，对骨髓的抑制作用达到最低水平，但各有不同。在化疗过程中，在医生的指导下，在最初的一周内做 2 次血常规检测，对于出现骨髓抑制的患者，要及时进行血液常规检测；在治疗完成后，取骨髓进行抽血化验，观察骨髓抑制情况；其他抑制骨髓的药物应尽量避免。在治疗初期至停药后 2 周，要注意防止感染和出血。

3) 消化道反应的预防：多种化疗药物会引起胃肠道反应，如恶心、呕吐、纳差等，其发生的时机和程度有很大的个体差异，但这与不同的化疗药物类型有很大关系。通常在首次使用时，其反应较为剧烈，随后逐渐减弱；一般会在服用药物后1～3h内出现，一般会持续几个小时到24h，身体虚弱的人会更早、更严重。在进行化疗的过程中，除了要做好饮食方面的护理，还要注意以下几点：①如果出现了呕吐现象，要及时清理，并且要保持嘴巴的干净，这样才能增加食欲；②如有需要，可于用药前1～2h按医生指示口服止呕吐药，间隔6～8h1次，以保持24h的血药浓度，以降低胃肠道反应为最佳；③减缓给药速度；④对于出现严重的胃肠病，不能正常饮食的患者，要尽快进行静脉输注。

4）口疮的护理：对有口疮的患者，每日两次，并教导患者如何含漱，如何处理伤口，如何处理伤口。厌氧细菌侵染时，可选择1%～3%双氧水作为杀菌剂；1%～4%的碳酸氢钠溶液、5%的小苏打水、1∶2 000的洗必泰溶液、口泰溶液等都能起到治疗作用。每日含漱3次，每次时间为15～20 min，如果溃疡疼痛比较严重，可以在漱口液中加入2%的利多卡因。

5）心毒的预防：罗红霉素、多柔比星、高三尖杉酯碱等对心功能有一定影响，因此在使用前、后应密切监测患者的心率、心律、血压等情况，并应以每分钟40滴以下的速率，并密切关注患者的脸色、心跳，以不出现心悸症状为好。

6）预防肝脏损伤：嘌呤，氨甲蝶呤，天冬酰胺酶等对肝脏损伤有一定的影响，在治疗过程中，要注意观察患者是否出现黄疸，并要定期进行肝脏检查。

7）尿酸性肾病的防护：白血病细胞大量破坏分解时血尿酸水平明显升高，析出尿酸结晶积聚肾小管，引起少尿甚至急性肾衰竭。口服别嘌醇，嘱患者多饮水或静脉补液，以碱化尿液和保证足够尿量，促进尿酸排泄和抑制尿酸结晶在肾内的生成与沉积。

8）对化疗药物进行鞘内注入时的护理：注意患者头部向下、膝盖向下、术中、术中的位置、术中消毒、麻醉等，给药时应尽量缓慢；拔出银针后，用消毒纱布包扎固定。需要让患者去枕平躺4～6 h，同时还要密切关注是否有可能出现头痛、呕吐、发热等化学性脑膜炎的症状。

9）防止头发脱落：在进行化学治疗之前，应告知患者使用化学治疗的必要性，以及化学治疗后可能引起的头发脱落，让患者做好心理准备。在进行化疗的过程中，可以采取一些措施，比如，在头部放置发带、在头部使用海绵进行持续的冷敷、使用冰帽等，这些都可以有效地降低化疗药物对毛囊的抑制和损伤，从而达到防止或者降低脱发的效果。

10）其他副作用的预防：长春新碱会导致神经末梢神经炎，手足麻木，停用药物后会慢慢消退。左旋门冬酰胺酶对人体有一定的致敏作用，所以在服用左旋门冬酰胺酶之前需要进行皮肤检查。

（八）健康教育

1. 预防措施

尽量不要暴露在危害骨髓造血的物理化学环境中，如电离辐射、亚硝胺、染发剂和油漆等，以及药物，如保太松及其衍生物，氯霉素等。对于长期暴露于放射性核素、苯等化学制品中的工人，应严格执行他们的劳动防护措施。在服用丙卡巴肼、环磷酰胺、氮芥等抗肿瘤细胞毒药物之前，要做好血液和骨髓的检查。

2. 生活上的教导

要有充足的营养，充足的睡眠，并在此基础上增加一些锻炼，如散步、太极拳及剑术等，以增强身体的免疫力。在洗澡的时候要保持好身体的清洁，尽量修剪好自己的指甲，以免引起皮肤的瘙痒。尽量不要到公共场合活动，要做好保暖工作，防止感冒传染。

3. 自我观察与追踪指导

对患者和家属在出院时进行说明，并坚持每个月加强护理，以达到远期疗效或痊愈。要到医院做好血常规的检查，如果有出血，有发热，有骨骼疼痛的症状，需要到医院做进一步的检查。

4.心理辅导

对患者和家人解释：白血病是一种恶性的骨髓造血肿瘤，尽管很难治愈，但是现在的治疗方法进步很快，疗效也很好，要树立信心，让患者保持一个好的心态，这样才能更好地恢复病情。

(九)预　后

急性白血病若不经特殊治疗，平均生存期仅 3 个月。经现代治疗，已有不少患者获得病情缓解以至长期存活。

儿童急性淋巴细胞白血病(白细胞计数小于 $50\times10^9/L$)预后最好。女性急性淋巴细胞白血病预后好于男性。年龄偏大，白细胞计数较高的急性白血病预后不良。

三、慢性白血病

慢性白血病是一组异质性造血系统肿瘤，与急性白血病的区别是病程较缓慢，白血病细胞具有一定的分化成熟能力，骨髓及血液中以异常较成熟细胞为主。按细胞类型分为慢性粒细胞白血病(简称慢粒)、慢性淋巴细胞白血病(简称慢淋)和慢性粒：单核细胞白血病(简称慢粒单)。我国以慢粒多见，慢淋较少见，慢粒单罕见。

(一)临床表现

1.CML

(1)CML：发病缓慢，初期不明显，但随着疾病的进展，可有乏力、低热、多汗或夜汗、体重下降等明显的代谢性疾病。脾脏肿大是最显著的征象，它可以到达脐部，也可以延伸到骨盆，质地坚硬，光滑，没有感觉到疼痛。但是如果出现了脾脏梗死，就会有比较明显的压痛感。大部分患者在胸骨中下部可感到疼痛。一半患者有中等程度的肝肿瘤，而大部分患者的表面淋巴结没有明显的改变。这种疾病的病程一般为 1 到 4 年。

(2)加速期：发病后 1～4 年，70%的慢粒子症患者会出现加速期，症状是高热、乏力、体重减轻，脾脏快速增大，骨骼和关节疼痛，并逐渐出现贫血和出血。白血病细胞对原先起作用的药物产生了抗药性。

(3)急变期：在这段时间里，大部分患者会在一到两年的时间里进入急变期，这段时间的症状和急性白血病差不多，大部分患者是急粒，有 20%～30%的患者是急淋。

2.CLL

多数患者没有明显的感觉，病情进展较慢。临床上以淋巴结肿大为主要表现，主要表现为颈部、腋窝和腹股沟。肿大的淋巴结质地坚硬，可活动，没有触痛。肝、脾肿大的患者占 50%～70%。在发病初期，患者会出现疲乏、无力的症状，随后会出现食欲减退、消瘦、低热和盗汗等症状，到了后期，患者的免疫功能会下降，容易出现贫血、出血、感染，特别是呼吸道感染。大约 8%的患者合并有自体免疫溶血性贫血。

(二)实验室及其他检查

1.慢性粒细胞白血病

(1)血常规检查：慢性期可见各阶段的中性粒细胞，以中幼、晚幼和杆状核粒细胞为主，且数量显著增多，常高于 $20\times10^9/L$；加速期外周血原粒细胞常达到10%；急变期外周血中，原粒细胞与早幼粒细胞之和大于 30%。

(2)骨髓检查：慢性粒细胞白血病确诊的主要依据。骨髓增生明显或极度活跃，以粒细胞为主。粒红比例明显增高，其中中性中幼、晚幼和杆状核细胞明显增多，原粒细胞小于10%。加速期骨髓活检显示胶原纤维显著增生。急性变髓期，原粒细胞与早幼粒细胞之和大于 50%。

(3)其他：染中性粒细胞碱性磷酸酶(活性减低或呈阴性反应)和血液生化检查(尿酸浓度增高)均有助于诊断。

2.慢性淋巴细胞白血病

（1）血常规检查：白细胞大于 10×10^9/L；淋巴细胞持续增多，占 50% 以上，晚期可达 90%；晚期血红蛋白、血小板减少，发生溶血时贫血明显加重。

（2）骨髓检查：有助于确诊。骨髓增生明显活跃，淋巴细胞比例达到 40%，以成熟淋巴细胞为主，可见幼稚淋巴细胞或不典型淋巴细胞。

（3）其他：免疫学检查（血清蛋白减少、抗人球蛋白试验阳性）和细胞遗传学（染色体异常）检测可使慢性白血病分型更加准确。

（三）治疗要点

1.慢性粒细胞白血病

（1）化学治疗：①目前临床上主要采用的化疗药物是羟基脲。治疗后，患者的白细胞数在 2～3 d 内明显降低，停止治疗后迅速恢复。正常情况下，每日 3 g，每日服用 3 次，当白细胞低于 20×10^9/L 的时候，可以改为小剂量 0.5～1 g 来维持；②白消安（马利兰）：该药作用缓慢，但作用持久，外周白细胞在使用 2～3 周后才出现下降，停止使用该药后，可维持 2～4 周。刚开始的时候可以服用 4～6 mg，每日服用 4～6 mg，如果白细胞数量低于 20×10^9/L 就应该停止服用，等病情稳定以后，每 1～3 d 降低 2 mg，这样就可以把白细胞维持在 (7～10)$\times10^9$/L；③高三尖杉酯碱、阿糖胞苷、嘌呤、环磷酰胺、美法仑、砷剂等与其他化疗组合也能起到一定的疗效。

（2）α-干扰素（IFN-α）该药与羟基脲或小剂量阿糖胞苷联合应用，可提高疗效。每日 300 万～500 万 IU/m² 皮下或肌内注射，每周 3～7 次，持续数月到数年不等。约 1/3 的患者血细胞 Ph 染色体减少或消失。

（3）伊马替尼：近年来临床应用较多，疗效可达 95%～98%。可使血细胞 Ph 染色体转阴，使慢粒急性变延迟，延长本病生存期，或急变后配合化疗可提高疗效。

（4）异基因造血干细胞移植：目前被普遍认可的根治性治疗方法。宜在慢性期待血常规和体征控制后尽早进行。人类白细胞抗原（HLA）相合同胞间移植后患者 3～5 年无病存活率为 60%～80%。

（5）慢性粒细胞白血病急变的治疗：同急性粒细胞白血病的治疗方法。

（6）其他：白细胞淤滞症可使用血细胞分离机，清除过高的白细胞。同时，给予羟基脲化疗和水化、碱化尿液，并口服别嘌醇预防尿酸性肾病。脾放射用于脾肿大明显，有胀痛而化疗效果不佳时。

2.慢性淋巴细胞白血病

一般不需要治疗，只要定期去医院检查就可以了。B 期患者外周组织中有充足的正常细胞，并且没有临床表现，应定期进行随访。如果患者出现了以下症状，那么就需要进行化疗：①极度疲劳、体温在 38℃ 以上两个星期，并且盗汗；②脾脏逐渐增大（左肋下 6 cm 以上）；③淋巴结逐渐增大，或扩大到 10 cm 以上；④淋巴细胞逐渐增多，2 个月以上的增长超过 5%，或者 6 个月以下的倍增；⑤糖皮质激素对自身免疫贫血及/或血小板减少症疗效不佳；⑥骨髓逐渐衰竭，出现或恶化的贫血和/或血小板降低。C 期患者应进行化学治疗。

（1）化学治疗：常用的药物为氟达拉滨和苯丁酸氮芥，前者较后者效果更好。氟达拉滨的常用剂量为每日 25～30 mg/m²，连续静脉滴注 5 d，每 4 周重复 1 次。其他嘌呤类药物还有喷司他丁、克拉屈滨，烷化剂有环磷酰胺。

（2）免疫治疗：α-干扰素、单克隆抗体。

（3）对并发症的处理：对反复感染者，应采取有效的抗生素处理，对已感染的患者，应给予丙种球蛋白。对于合并有自身免疫性溶血性贫血和血小板减少的患者，可以使用大剂量的肾上腺糖皮质激素治疗，如果效果不好，或者出现了严重的脾肿大，则需要进行脾切除治疗。

（4）造血干细胞移植（HSCT）：在缓解期，采用自体干细胞移植治疗可获得较理想的效果。

(四)护理评估

1.健康史

(1)询问患者的年龄职业及周围环境。

(2)是否长期小剂量或曾一次大剂量接触 X 射线，苯及其衍生物、低频电磁场。

(3)家族中是否有类似疾病的患者。

2.身体状态

(1)有无全身症状，如乏力、发热、多汗、盗汗、消瘦、上腹胀痛、骨痛、关节痛等贫血和出血的症状。

(2)有无淋巴结肿大，如有无颈部、腋窝、腹股沟的淋巴结无痛性肿大。

(3)有无血液系统症状，如有无疲倦、厌食、低热、出汗等贫血、出血和感染症状。

(4)已确诊的慢性白血病患者，应重点评估有无高热、出血、症状加重等白血病急变表现。

3.实验室及其他检查

(1)血常规检查中有无白细胞明显增加，是中性粒细胞增多还是淋巴细胞增多。

(2)骨髓检查是否提示骨髓增生活跃，以中性粒细胞或淋巴细胞为主。

(3)染色体检查、细胞生化检查有无阳性结果。

4.心理社会资料

(1)慢性白血病进展缓慢，虽然患者一般情况较好，但也应评估患者有无心理负担。部分患者往往因担心发生慢性白血病急性变，终日惶惶不安、焦虑。

(2)老年患者有无因为乏力、消瘦等使其独立生活能力下降的情况，有无抑郁、悲观失望甚至拒绝治疗的情况。

(五)常用护理诊断

1.有感染的危险

与低免疫球蛋白血症、正常粒细胞缺乏有关。

2.活动无耐力

与虚弱或贫血有关。

3.营养失调——低于机体需要量

与食欲不振、发热及代谢亢进有关。

4.潜在并发症

化疗药物不良反应。

(六)目 标

(1)感染的危险性降低到最低，不发生严重感染。

(2)活动耐力增强，日常活动后无不适感。

(3)体重维持在正常范围，体力恢复。

(4)预防和减少并发症的发生。

(七)护理措施及依据

(1)有感染的危险。

(2)活动无耐力。

(3)营养失调

平时要多吃一些高热量、高蛋白质和高维生素且容易消化吸收的食物。在化疗过程中，患者每日要喝至少 3 000 mL 的水，这样可以更好地稀释和排出体内的尿酸，降低对尿液的化学刺激。在病情稳定之后，可以继续工作、学习，适当的运动，但是不要过度劳累；平时要注意养成良好的生活习惯，多休息。患者应在安静舒适的环境下，尽量少做运动，有巨大脾脏的患者应采取左侧卧位。

4.潜在并发症

(1)病情监测：要经常检查血液常规，如有出血、发热或其他感染征兆，要立即就医。慢粒患者每日都要观察脾脏的大小及质地并作纪录。对脾脏部位的触痛、脾动脉栓塞和脾脏破裂等进行了详细的观察。

(2)用药护理：向患者说明遵医嘱坚持治疗的必要性和重要性，患者必须主动配合治疗，以延长慢性期，减少急性变的发生。①对药物不良反应进行观察：例如，IFN-α的不良反应主要表现为寒战、发热、乏力、恶心、头痛、肌肉和骨骼疼痛，肝肾功能异常，骨髓抑制，因此，应该定期进行肝肾功能和血液常规的检查。伊马替尼的主要不良反应为：恶心、呕吐、腹泻、肌肉痉挛、水肿、皮疹等，临床表现较为温和；血常规降低是比较常见的情况，可能与粒细胞缺乏、血小板减少、贫血等症状有关，需要定期复查，病情严重的患者需要减量或者是暂时停药；②预防和治疗肾脏损伤：观察 24 h 尿液流入和流出情况。观察术后是否出现血尿、下背痛等症状。如果出现了血尿症，及时告知医生，停药，并做肾脏功能的检查。在医生指导下，应用别嘌呤类药物，抑制尿酸生成。在给药前或给药后，根据医生的指示使用利尿剂，以使化疗药物的降解物得到及时的稀释并排出。在注射完药物之后，最好的方法是在 5 h 内每 30 min 排尿 1 次，然后在睡觉的时候排尿 1 次。

(八)健康教育

保持良好的生活方式，保证充足的营养和休息，学会自测体温，应预防和避免各种创伤。指导患者进食，宜少量多餐以减轻腹胀，尽量避免弯腰和碰撞腹部，以避免脾破裂。指导患者长期遵医嘱用药，定期复查血常规，坚持巩固化疗可延长慢性粒细胞白血病的缓解期，从而有利于延长患者的生存期限。向患者及其家属说明白血病虽然难治，但目前治疗进展快，效果好，让患者树立战胜疾病的信心。家属及亲人给予患者物质及精神的支持与鼓励，给患者创造一个安静、舒适和宽松的休养环境，使患者保持良好的情绪。

(九)预 后

慢性粒细胞白血病化疗后生存期为 3～4 年，5 年生存率为 25%～35%，个别可生存 10～20 年，病程后期约 70%患者发生急变。慢淋病程长短不一，长者存活 10 余年，有的仅存活 2～3 年，多死于骨髓衰竭导致的严重贫血、出血或感染。

第二节　淋巴瘤的护理

淋巴瘤(lymphoma)是一种由淋巴细胞增殖、分化、恶性转化而来的恶性疾病，其发病机制复杂，目前尚无定论。它可以在全身各处出现，并以淋巴结、扁桃体、脾脏和骨髓为最常见的肿瘤。患者主要表现为无痛性、进行性的淋巴结肿大、局部肿块，还会出现相应的脏器受到压迫、浸润损伤等情况。

在病理学上，淋巴瘤分为霍奇金淋巴瘤(HL)与非霍奇金淋巴瘤(NHL)两种类型。在流行病学，病理特点和临床表现方面两者有明显的不同。在我国，经标化后淋巴瘤总发病率男性为 1.39/万，女性为 0.84/万；据国内大量的病例报道，发病年龄最小 3 个月，最大 82 岁，以 20～40 岁为多见，约占 50%；城市高于农村；死亡率为 1.5/10 万，居恶性肿瘤死亡的第 11～13 位。

一、病因及发病机制

其原因及致病机理尚未完全阐明。病毒理论受到了广泛的关注。

(一)病毒感染

1.伯基特型(Burkitt)非霍奇金淋巴瘤中 EBV(EBV)

约 80%的伯基特淋巴瘤患者血液中 EBV 抗体阳性率显著升高，而非伯基特淋巴瘤患者血液中 EBV 抗体阳性率只有 14%。用荧光免疫法对霍奇金淋巴瘤患者的血清进行检测，结果显示有些患者体内存在价格昂贵的 EBV 抗体，在患者淋巴结内有 EBV 粒子，说明 EBV 与霍奇金淋巴瘤的发生有很大的联系。

2. 反转录病毒(HTLV-I)

在成年患者中，HTLV-II可导致 T 细胞白血病、淋巴瘤等疾病，而 HTLV-I 则可导致 T 细胞淋巴瘤发生。

3. 卡波西肉瘤病毒

可引起原发性淋巴瘤。

(二)免疫机能低下

淋巴瘤的发生与机体的免疫机能密切相关。近年研究表明，先天性或获得性免疫功能低下合并淋巴瘤的患者很多，如干燥综合征，器官移植后长期使用免疫抑制剂等，其发病风险较普通人群高。

3. 其他因素

幽门螺杆菌可能是胃黏膜淋巴瘤的病因。

二、病　理

淋巴瘤的病理特点是：具有典型的滤泡结构，被膜周围组织，被膜及被膜下窦腔内可见大量的异常淋巴样组织。

(一)霍奇金淋巴瘤

霍奇金淋巴瘤以细胞多样性及肿瘤组织中找到里斯细胞(reed-sternloerg,RS)为特征。1966 年 Rye 会议将其分为 4 类(表 7-3)。国内以混合细胞型最为常见，结节硬化型次之，其他各型均较少见。

表 7-3　霍奇金淋巴瘤的分型(Rye 会议，1965 年)

类型	病理组织特点	临床特点及预后
淋巴细胞为主型	结节性浸润，主要为中小淋巴细胞	病变局限，预后好，平均存活 9.2 年
结节硬化型	胶原纤维将浸润细胞分隔成结节	年轻发病，较好，平均存活 4.2 年
混合细胞型	纤维化局限性坏死，浸润细胞呈多形性，伴血管增生和纤维化	有播散倾向，较差，平均存活 2.5 年
淋巴细胞减少型	主要为组织细胞浸润、弥漫性纤维化及坏死	多为老年，最差

(二)非霍金奇淋巴瘤

非霍奇金淋巴瘤大部分为 B 细胞性。1982 年美国国会癌症研究所制定了一个非霍奇金淋巴瘤国际工作分类(IWF)(表 7-4)，依据形态学特征将非霍奇金淋巴瘤分为 10 型。

表 7-4　非霍奇金淋巴瘤的国际工作分型

恶性程度	病理组织学特点
低度	小淋巴细胞型、滤泡性小裂细胞为主型、滤泡性小裂细胞与大细胞混合型
中度	滤泡性大细胞为主型、弥漫性小裂细胞型、弥漫性大细胞与小细胞混合型、弥漫性大细胞型
高度	大细胞、原免疫细胞型、原淋巴细胞型、小无裂细胞型(Burkitt)
其他	毛细胞型、皮肤 T 细胞型、组织细胞型、髓外浆细胞型、不能分型的

三、临床表现

由于病变部位及范围的不同，淋巴瘤的临床表现错综复杂。原发病变可见于淋巴结，也可见于淋巴结以外的组织器官，如扁桃体、鼻咽部，胃肠道、脾脏、骨骼及皮肤等处。霍奇金淋巴瘤多见于青年，非霍奇金淋巴瘤可见于各年龄组，随年龄的增长而发病增多。

（一）肿大的淋巴结

该病的特点是有肿大的淋巴结。首先表现为无痛性、进行性肿大，尤其是颈部的淋巴结，其次是腋下。霍奇金淋巴瘤 60%～70%首先发生在颈部淋巴结，且左侧多于右侧。随着病情的进展，肿大的淋巴结可以移动，其周边会发生不同程度的肿大，并可合并成一个团块。少数患者只有较深的淋巴结，没有明显的表面肿大。当淋巴结侵犯到深层时，最常见的临床症状是发热。

（二）发　烧

发烧类型多无规律，可以是持续性的高发烧，也可以是间歇性的低发烧，很少会出现周期性的发烧，而在霍奇金淋巴瘤中，大约有 1/6 的患者会出现。霍奇金淋巴瘤在早期有 30%～40%的发热率，而非霍奇金淋巴瘤的发热率往往在病灶扩大后才出现，并伴随有大量的出汗而出现。

（三）皮　疹

霍奇金淋巴瘤具有较强的特异性，可伴有皮疹。局部瘙痒多出现在病灶周围的淋巴管引流处，而全身性瘙痒多出现在纵隔腔或腹部有病灶的患者。

（四）酒　痛

17%～20%的霍奇金淋巴瘤患者，在喝下酒 20 min 后，病灶周围出现明显的痛感，这是霍奇金淋巴瘤的特征之一，叫作"酒精疼痛"。其临床表现比其他临床症状和 X 射线征象更早，对本病有较高的诊断价值。在病灶减轻后，饮酒后的痛感也随之消失，但在复发时却再次出现，其原因尚不清楚。

（五）组织器官受累

非霍奇金淋巴瘤远处扩散及结外侵犯较霍奇金淋巴瘤多见。肝区疼痛及压痛，肝内弥漫浸润或肿大淋巴结压迫胆总管时，可发生黄疸。胃肠道损害表现有食欲减退、腹痛、腹泻、肿块、肠梗阻和出血等。

肾脏浸润有肾肿大、高血压、肾功能不全、肾梗死及淀粉样变等。中枢神经系统病变多在疾病进展期，以累及脑膜及脊髓为主，引起脊髓压迫症，表现为截瘫和尿潴留等。骨骼以胸椎、腰椎最常受累。部分非霍奇金淋巴瘤在晚期会发展为急淋。还可见肺实质浸润，胸腔积液，口、鼻咽部等处受累。

（六）心理状态

患者一旦得知患有淋巴瘤时，出现恐惧不安的情绪，对今后的生活、学习、工作等失去信心，产生无助感，甚至绝望。

四、实验室及其他检查

（一）血常规检查

早期一般无特别。霍奇金淋巴瘤的血常规变化较早，常有轻或中度贫血，少数有白细胞计数轻度或明显增加，中性粒细胞增多。约 20%患者嗜酸性粒细胞升高。骨髓浸润广泛或有脾功能亢进时，全血细胞下降。

（二）骨髓穿刺检查

骨髓未受淋巴瘤侵犯之前，一般无异常。若能找到里斯细胞则有助于诊断。非霍奇金淋巴瘤白细胞多正常，伴淋巴细胞绝对或相对增多。

（三）其他检查

淋巴结活检是淋巴瘤确诊和分型的主要依据。胸部 X 射线、腹部超声或 CT 等有助于确定病变的部位及其范围。血沉增快提示病情处于活动。乳酸脱氢酶增高提示预后不良。非霍奇金淋巴瘤可并发溶血性贫血，抗人球蛋白试验阳性。

五、治疗要点

淋巴瘤的治疗近年来取得了重大进展,霍奇金淋巴瘤大部分可治愈。非霍奇金淋巴瘤也有部分病例得以治愈。以化疗为主、化疗与放疗相结合是目前淋巴瘤治疗的基本策略。

(一)化学治疗

霍奇金淋巴瘤III期、霍奇金淋巴瘤IV期和非霍奇金淋巴瘤低度恶性III期、IV期及非霍奇金淋巴瘤中高度恶性,即使临床分期I期、II期,患者均以联合化疗为主,必要时局部放疗,争取首次治疗获得缓解,有利于患者长期存活。淋巴瘤常用联合化疗方案见表7-5。

表7-5 淋巴瘤常用联合化疗方案

分　类	方　案	药物组成
霍奇金淋巴瘤	MOPP	氮芥、长春新碱、丙卡巴肼和泼尼松
	ABVD	阿霉素、博来霉素、长春新碱和达卡巴嗪
非霍奇金淋巴瘤	COP(基本方案)	环磷酰胺、长春新碱和泼尼松
	CHOP	环磷酰胺、阿霉素、长春新碱和泼尼松
复发淋巴瘤	ESHAP	依托泊苷、甲泼尼松、阿糖胞苷和顺铂

(二)放射治疗

放射治疗以 ^{60}Co 较为有效,有扩大及全身淋巴结照射两种。扩大照射除被累及的淋巴结及肿瘤组织外,还包括附近可能侵及的淋巴结。放射剂量为30～40 Gy,3～4周为1个疗程。

(三)造血干细胞移植(HSCT)

55岁以下,重要脏器正常,能耐受大剂量放疗、化疗的患者,行异基因或自体干细胞移植,可望取得较长缓解期和无病存活期。

六、护理评估

(一)健康史

询问有无病毒感染及长期应用免疫抑制剂情况。

(二)身体状态

(1)淋巴结肿大情况,如肿大淋巴结的部位、大小、质地、压痛和活动度等。

(2)全身症状,如发热、消瘦、乏力和盗汗等。

(3)脏器损害情况,如黄疸、腹痛、腹泻、腹部肿块、肾肿大、高血压和脑膜炎等症状。

(三)实验室及其他检查

(1)血常规检查及骨髓检查是否提示贫血或全血细胞减少。

(2)胸部 X 射线、腹部超声,CT 检查有阳性发现。

(3)淋巴结活检病理切片见里斯细胞、纤维化坏死等改变。

(四)心理社会资料

主要评估:患者是否感到焦虑、无助和恐惧。

七、常用护理诊断

(一)体温过高

体温过高与淋巴瘤或感染有关。

(二)皮肤完整性受损的危险

皮肤完整性受损与放疗引起的局部皮肤烧伤有关。

(三)营养失调——低于机体需要量

营养失调与淋巴瘤对机体的消耗或放疗、化疗有关。

八、目　标

(1)患者体温逐渐下降或恢复正常,并能维持较长时间。

(2)皮肤完整无损。

(3)食欲改善,体重增加。

九、护理措施及依据

1.体温过高

2.皮肤完整性受损的危险

(1)放疗期间要经常评估患者放疗局部皮肤反应,有无发红、瘙痒、灼热感、渗液及水疱形成等;

(2)受照射区皮肤容易出现继发性损害,所以要避免局部皮肤同时受冷热刺激,不要使用热水袋或冰袋,洗澡时温度控制在37℃～40℃之间;外出时要避开太阳;避免使用具有化学刺激性的产品,例如,肥皂、酒精、药膏和胶带等。在放疗过程中应该穿上宽大、质软的纯棉或者丝绸内衣,用软的浴巾擦拭辐射区域的皮肤时要注意轻柔,尽量减少摩擦,同时要注意让局部的皮肤保持干净、干燥,避免出现损伤;

(3)当局部皮肤发红,发痒时,要及时涂抹油膏,使之得到有效的保护。如果皮肤出现干性反应(出现局部皮肤烧灼感),可以用0.2%的薄荷粉或氢化可的松软膏进行外敷;如果出现了湿性反应(主要是局部皮肤出现瘙痒、渗液、水疱等症状),可以用2%甲紫、冰片蛋清、氢化可的松软膏进行外敷,或者是用硼酸软膏进行外敷,然后加压包扎1～2 d,待渗液吸收后再将局部暴露出来。对局部皮肤出现溃烂、坏死者,应用外科清创、植皮等方法进行系统的抗生素处理。

3.营养失调

给予高热量、高蛋白质、高维生素饮食,以提高患者对疾病的抵抗力,食物以柔软、容易咀嚼、易消化为原则,当患者因化疗出现恶心、呕吐、吞咽困难时,应以静脉途径补充营养。贫血严重时应予输血。禁忌的食物有:①咖啡等兴奋性饮料;②葱、蒜、姜和桂皮等辛辣刺激性食物;③肥腻、油煎、霉变和腌制食物。

十、护理评价

(1)体温是否下降或已恢复正常。

(2)皮肤是否得到保护,有无放射性皮炎的发生。

(3)能否获得足够的营养,体重有无增加。

十一、健康教育

对患者和家人进行了系统的介绍,并对患者的放疗和化疗的不良反应进行了详细的介绍。在缓解期或全部疗程完成之后,患者仍然要保证充足的休息和睡眠,同时要加强营养,让自己的心情舒畅,可以多参加一些户外锻炼,如散步、打太极拳、下象棋、体操和慢跑等,可以增强机体的免疫力。在日常生活中要做好个人卫生,饮食卫生,要勤洗勤换衣服,防止出现感染的情况。冬季要做好保暖工作,避免着凉伤风。出现疲乏无力、发热、盗汗、消瘦、咳嗽、气促、腹痛、腹泻、皮肤瘙痒及口腔溃疡等身体不适,或发现肿块时,要尽早就医。

十二、预　后

霍奇金淋巴瘤是目前最有希望通过化学疗法根治的一类恶性肿瘤。以淋巴细胞占优势的患者的预后最佳,结节硬化型次之,混合型次之,以淋巴细胞减少型次之。

十三、病　例

患者朱某，男，64岁。主诉：确诊霍奇金淋巴瘤4年余，复发1周期化疗后。

(一)现病史

患者于2017年12月因左侧颈部肿物就诊于人民医院，接受左侧颈部淋巴结切除术，术后病检提示：混合细胞型霍奇金淋巴瘤。患者为求后续治疗就诊我科，经全科讨论后给予"ABVD"方案六周期化疗。化疗后于2018年8月行左侧颈部根治性放疗，放疗局部不良反应可耐受，此后患者未定期复查，无特殊不适症状。2022年4月，患者无明显诱因出现乏力、发热及消瘦，在当地医院对症治疗后症状无缓解。2022年6月，就诊我科，完善相关检查后，出现新发病灶，经全科讨论后，给予"ABVD"方案第1、15日化疗，副反应可耐受。本次入院计划第二周期化疗。患者进食一般，大小便正常，体重近3月减轻约15 kg，气喘气短，间断咳嗽，咳少量白色黏痰。PICC带管2月，无导管相关性感染及血栓，本次入院PICC导管出现医用黏胶相关性皮肤损伤，经积极换药、抗过敏治疗已消除。

(二)既往史

患者无高血压、心脏病和糖尿病病史，无药物过敏史。

(三)个人史

患者已婚，配偶健在，无肿瘤家族遗传史，传染病史，近14 d无疫区旅居史、接触史和聚集史。

(四)入院风险评估

Braden压疮评分22分，Morse跌倒评分30分，自理能力评分100分，疼痛评分0分，营养风险筛查评分4分。

(五)辅助检查

1.心电图示

心电图示窦性心律。

2.胸部X射线正片

X射线片显示两肺间质性改变并右肺下叶感染。

3.彩超提示

彩超提示左侧颈部、锁骨上低回声结节；双侧腋窝，腹股沟区低回声结节(多考虑肿大淋巴结)。

4.胸部CT增强扫描

肺部多发占位，多考虑霍奇金淋巴瘤肺浸润。

5.化验检查

血常规示：白细胞：3.45×10^9/L；红细胞：4.53×10^{12}/L；血小板：10×10^9/L；血红蛋白：117 g/L。

6.生化全项示

乳酸脱氢酶：139 IU/L；白蛋白37.6 g/L；血沉：每小时26 mm。

(六)治疗及护理

三级护理，普食，氧气吸入。

药物治疗：入院后给予止咳、化痰、增强免疫力等对症治疗(黄芪多糖静脉输注，羧甲司坦片0.5 g口服Tid，富马酸酮替芬片1 mg口服Bid，乙酰半胱氨酸雾化吸入)。遵医嘱行支气管镜检查，进一步明确肺部病灶性质。

第八章　妇产科疾病的护理

第一节　压力性尿失禁的护理

一、概念及发病率

(一)概　念

压力性尿失禁指因腹部压力骤增而产生的不受控制的排尿,而非由于逼尿肌肉的收缩压力或膀胱壁的张力压而造成的。

其特征为:平时不会有遗尿,但在腹内压力骤然升高时,尿液会自行排出。张力性尿失禁和应力性尿失禁又被称为真的压力性尿失禁。

(二)发病率

成人妇女患有压力性尿失禁的比例为18.9%。

二、发病机制

妊娠与阴道分娩损伤,绝经后雌激素水平降低等引起盆底组织松弛、支持结构缺损、膀胱颈/近端尿道脱出于盆底外。

咳嗽时腹压不能平均传到膀胱和近端的尿道,导致增加的膀胱内压力大于尿道内压力而出现漏尿。10%的患者为先天发育异常所致。

三、辅助检查

压力试验阳性;指压试验阳性;棉签倾斜试验判断解剖学支持情况。尿动力学检查可明确膀胱功能,包括膀胱内压测定和尿流率测定。

四、治　疗

轻、中度压力性尿失禁给予非手术治疗;重度尿失禁患者生育后可手术治疗并在手术前后辅以非手术治疗。

五、护理评估

(一)健康史

详细询问患者年龄、月经史和婚育史,注意了解有无产程过长、阴道助产及盆底组织撕裂等病史,同时了解产褥期是否进行重体力劳动;评估有无慢性咳嗽、便秘等;评估患者是否存在营养不良或先天性盆底组织发育不良;评估患者是否伴有其他器官的下垂。

(二)生理状况

1.症　状

典型的症状是腹压增加下不自主溢尿,常伴有尿频、尿急、急迫性尿失禁、排尿后膀胱区胀满感。可分I、II和III级尿失禁,I级只在剧烈压力下发生;II级在中度压力下发生;III级发生在轻度压力下,如站立时,但患者仰卧位时可控制尿液。

2.体　征

腹压增加时能观察到尿液不自主从尿道流出。80%的压力性尿失禁伴有阴道膨出,检查可见阴道前壁或后壁呈球状膨出,阴道口松弛。

(三)高危因素

1. 年 龄

随着年龄的增长，女性压力性尿失禁患病率逐年增高。

2. 婚育史

生育次数、初次生育年龄、生产方式和胎儿大小等均与产后尿失禁有关。

3. 长期腹压增加

慢性咳嗽、腹腔积液、频繁举重或便秘、肥胖和绝经后。

4. 肥胖、先天发育异常者

5. 盆腔脏器脱垂与压力性尿失禁常伴随存在

六、护理措施

(一)症状护理

(1)下尿路症状如尿频、尿急和急迫性尿失禁等指导多饮水，切不可因尿液溢出减少液体摄入。

(2)做好阴部清洁，指导患者出现不自主尿液排出时，及时更换内裤，清洗会阴部，保持局部清洁干燥，防止感染。

(3)合并阴道前后壁膨出者如膀胱膨出加重，可致排尿困难，需用手将阴道前壁向上抬起方能排尿。

(二)用药护理

α-肾上腺素能激动剂：常用盐酸米多君，开始剂量 2.5 mg，每日 2～3 次，使用者需观察心率、血压的变化，如出现高血压、竖毛反应、冷感、心动过缓和尿潴留，及时停药治疗。

(三)手术护理

1. 术前护理

需训练患者床上排便。

2. 术后护理

需做好患者尿管留置的护理，阴道前壁修补术需保留尿管 48～72 h，拔除尿管后，嘱患者适量饮水，尽早排尿，4 h 未自解小便需评估原因并通知医师；患者自行排尿后，立即 B超膀胱测定检测残余尿量。排尿不畅者可口服尿感宁，或加以针灸治疗。另外，使用生物合成吊带的患者注意排斥反应。

(四)心理护理

(1)理解并尊重患者，给予生活上的帮助，耐心解答其提出的问题，缓解其压力。

(2)鼓励患者诉说内心的真实感受，有针对性地给予指导，增强其治疗疾病的信心。

(3)协助其取得家人的理解和帮助，提供足够的支持系统。

(五)健康指导

1. 指导患者随访

术后 6 周内至少进行 1 次随访，主要了解近期并发症(出血、血肿形成、感染、膀胱尿道损伤、尿生殖道瘘、神经损伤和排空障碍等)；6 周以后主要了解远期并发症(新发尿急、继发泌尿生殖器官脱垂、耻骨上疼痛、性交痛、尿失禁复发、慢性尿潴留及吊带的侵蚀等)及手术疗效。药物治疗者 3～6 个月门诊随访。盆底肌肉训练者 2～6 个月门诊随访。

2. 遵医嘱进行电刺激治疗

通过放置在肛门或者阴道内的探头传递不同的电流，刺激盆底肌肉和神经，增加盆底肌强度及力量，根据治疗效果决定治疗疗程。

3. 指导患者进行盆底肌肉训练

有意识地对盆底肌肉进行重复，选择性地自主收缩和放松，以恢复衰弱的盆底肌，加强控尿能力。每次进行 3 s 后放松，连续 15 min，6～8 周 1 个疗程。规范长期的盆底肌肉训练，30%～60%的患者症状可以得到改善。

七、注意事项

该病预防重于治疗，推行计划生育，提高助产技术。尿失禁的种类很多，术前确诊对手术适应证和治疗效果很重要。因此，需向患者及家属交代各种检查的目的及相关注意事项。

八、病　例

患者王某某，女性，52 岁。

(一)现病史

患者主诉漏尿症状 16 年，加重 3 年，发现外阴肿物 1 年。患者 16 年前出现活动后咳嗽、漏尿症状，近 3 年上述症状加重，影响到日常生活。近 1 年发现外阴脱出肿物，感冒、咳嗽、活动后加重，遂就诊我院，建议住院进一步治疗。

2022 年 6 月 8 日门诊以"阴道前后壁膨出，压力性尿失禁"收住入院。入院后积极完善检查化验及术前评估，于 2022 年 6 月 10 日在静脉麻醉下行宫腔镜检查＋刮宫术，术后病检提示增殖期子宫内膜。于 2022 年 6 月 13 日在椎管内麻醉下行阴道前后壁修补＋外阴成形术。术后给予抗炎、补液对症治疗，现术后第三日，给予二级护理，全流无渣饮食，MORSE 量表评分 10 分，Brenden 评分 19 分，生活自理能力评估 80 分。

(二)既往史

2015 年因甲状腺瘤行手术治疗。否认肝炎、结核等传染病史，否认心脏病、高血压、糖尿病等慢性病史，否认重大外伤史，否认输血史，否认食物、药物过敏史。无疫区、疫情接触史。

(三)个人史

1. 月经史

育龄期月经规律，14 岁月经初潮，3～5/30 d，经量中，色暗红，48 岁自然绝经，未行激素替代治疗。

2. 婚育史

适龄结婚，G_2P_2，育有一子一女，体健。

(四)生活习惯及自理能力

精神、饮食尚可，否认职业粉尘、放射性物质接触史，无吸烟、饮酒史。日常活动均自理。

(五)心理—社会评估

患者及家属对所患疾病了解，愿意配合治疗，经济状况尚可，为居民医保。

(六)身体评估

发育正常，营养中等，全身皮肤黏膜颜色正常，心肺检查阴性。

(七)专科检查

入院 T：36.4℃；P：65 次/min；R：18 次/min；Bp：134/93 mmHg，外阴已婚已产型，阴道前壁部分脱出达阴道口外，阴道后壁部分膨出于处女膜以外，宫颈光滑，无接触性出血，屏气用力时有尿液漏出，子宫后位，饱满，质硬，活动可，无压痛，双附件区未触及包块，无痛，肛检未触及异常，指套无染血。

(八)辅助检查

1. 心电图

窦性心律，正常心电图。

2.彩　超

子宫肌瘤，肝、胆、脾、胰、双肾和双附件未见明显异常；肺动脉高压（轻度），二尖瓣、三尖瓣、肺动脉瓣返流（少量）。

3.X 射线胸片

X 射线胸片显示心肺隔未见明显异常。

4.TCT

TCT 未查到上皮内病变及恶性肿瘤细胞。

5.子宫内膜病检

子宫内膜病检显示增殖期子宫内膜。

6.血常规

血红蛋白：98 g/L(6.9)、94 g/L(6.15)；血型：RH(＋)B 型。

（九）目前治疗

1.气压治疗

气压治疗：每日 1 次。

2.红光治疗

红光治疗：每日 2 次。

3.会阴擦洗

会阴擦洗：每日 2 次。

4.纠正贫血

纠正贫血：生血宝口服液 15 mL，每日 3 次，口服。

第二节　妊娠期糖尿病的护理

一、概念及发病率

妊娠合并糖尿病有两种情况：一种为原有糖尿病(DM)的基础上合并妊娠，又称糖尿病合并妊娠；另一种为妊娠前糖代谢正常，妊娠期才出现的糖尿病，称为妊娠期糖尿病(GDM)。糖尿病孕妇中 90%以上是 GDM，糖尿病合并妊娠者不足 10%。GDM 发生率世界各国报道为 1%～14%。我国 GDM 发生率为 1%～5%，近年，有明显增高趋势。GDM 患者糖代谢多数于产后可以恢复正常，但将来患 2 型糖尿病机会增加。糖尿病孕妇的临床经过复杂，对母儿结局均有较大危害，必须引起重视。

二、发病机制

在怀孕的中期和后期，孕妇对胰岛素的敏感性会逐渐降低，为了保持正常的糖代谢水平，对胰岛素的需求也会随之提高。如果是胰岛素分泌受到限制，那么在怀孕期间就不能补偿这一生理变化，从而导致血糖升高，从而导致已经存在的糖尿病症状更加严重，甚至会出现妊娠期糖尿病。

三、辅助检查

（一）OGTT(75 g 葡萄糖耐受性测试)

在有条件的医院进行 OGTT(75 g 葡萄糖耐受性测试)，在怀孕 24～28 周进行 OGTT 之前，在开始 OGTT 之前，最少要禁食 8 h，最晚不能超过早上 9:00，在开始 OGTT 之前，要连续 3 d 保持正常饮食，也就是每日摄入不低于 150 g 的碳水化合物，在进行 OGTT 的过程中，要静坐，戒烟。在进行检查的时候，在 5 min 之内，可以服用含 75 g 葡萄糖的液体 300 mL，分别抽取孕妇服糖前空腹及服糖后1h、2h的静脉血(从开始饮用葡萄糖水计算时间)，将其放入含有氟化钠的试管中，使用葡萄糖氧化酶法对血糖水平进行测量。75 g糖OGTT的诊断标准是：在服用葡萄糖之前，空腹，服用葡萄糖后，1 h，2 h，三个项目的血糖值不能超过5.1 mmol/L，不能超过10.0 mmol/L，不能超过8.5 mmol/L。GDM的任何一项指标均符合或超出以上标准。

(二)FPG

孕妇在怀孕24～28周时，如果存在GDM的风险，或在医疗资源匮乏的地区，可以先做空腹血糖的FPG。FPG＞5.1 mmol/L时，可直接确诊GDM，无须进行口服葡萄糖耐量治疗；FPG＜4.4 mmol/L(80 mg/dL)患者出现GDM的概率很低，可以不用OGTT。FPG＞4.4 mmol/L，＜5.1 mmol/L，宜及早进行口服葡萄糖耐量治疗。

(三)糖化血红蛋白

检测HbA1c含量，HbA1c是血液采集前2～3月平均血糖含量的一个很好的评价指标，主要用来初步评价GDM。建议使用胰岛素的怀孕妇女每2个月进行1次检查。

(四)尿酮的检测

尿酮的检测，可以及时地检测到孕妇摄入的碳水化合物和能量的缺乏，同时也是早期糖尿病酮症酸中毒(DKA)的一个灵敏的标志，当孕妇发生不明原因的恶心、呕吐和乏力等不适，或血糖控制不佳时，就应该进行尿酮的检测。

(五)尿中糖的监测

因怀孕时尿中糖呈阳性，与孕妇的实际血糖值不符，故不推荐将尿中糖列为孕期的日常监测项目。

(六)肝肾功能检查

24 h尿蛋白定量和眼底等相关检查。

四、治　疗

妊娠期的管理主要包括：血糖控制、药物营养治疗、胰岛素等药物治疗、妊娠期糖尿病酮症酸中毒的治疗、孕妇和婴儿的监护等。妊娠期间的血糖控制目标：GDM患者在妊娠期间的血糖应该控制在餐前不超过5.3 mmol/L、6.7 mmol/L(95 mg/dL、120 mg/dL)，在特殊情况下，可测量餐后1 h的血糖值为7.8 mmol/L(140 mg/dL)；晚上的血糖值至少是3.3 mmol/L(60 mg/dL)；妊娠期间糖化血红蛋白HbA1c不宜超过5.5%。

五、护理评估

(一)健康史

由于胰岛素分泌缺陷和(或)胰岛素作用缺陷而引起的糖、蛋白质、脂肪代谢异常。久病可引起眼、肾、神经、血管和心脏等组织的慢性进行性病变，导致功能缺陷及衰竭。

(二)生理状况

GDM孕妇妊娠期有"三多"症状(多饮、多食、多尿)，或外阴阴道假丝酵母菌感染反复发作，孕妇体重＞90 kg，本次妊娠并发羊水过多或巨大胎儿者，应警惕合并糖尿病的可能。但大多数妊娠期糖尿病患者无明显的临床症状。

(三)高危因素

(1)妊娠前体重超标或肥胖，有糖耐量异常史，多囊卵巢综合征等。

(2)糖尿病的家庭病史。

(3)在怀孕期间，无法解释的死胎，死胎，流产史，巨大胎儿的产程，胎儿畸形，羊水过多，怀孕期间的糖尿病史。

(4)在怀孕期间发现比怀孕周大的胎儿，过多的羊水，反复出现的外阴阴道假丝酵母菌感染。

（四）心理—社会因素

由于糖尿病疾病的特殊性，孕妇及家人对疾病知识的了解程度、认知态度问题，出现焦虑、恐惧心理，应该关注社会及家庭支持系统是否完善等。

六、护理措施

（一）一般护理

(1)评估妊娠期糖尿病既往史、家族史、不良孕产史、本次妊娠经过、存在的高危因素、并发症、病情控制及用药情况等。

(2)营养摄入量推荐包括每日摄入总能、碳水化合物、蛋白质、脂肪、膳食纤维、维生素、矿物质及非营养性甜味剂的使用。

(3)餐次的合理安排，少量多餐、定时定量进餐，控制血糖升高。

（二）症状护理

(1)评估孕妇有无糖代谢紊乱综合征，即"三多一少"症状(多饮、多食、多尿、体重下降)，重症者症状明显。孕妇有无皮肤瘙痒，尤其外阴瘙痒。因高血糖可导致眼房水，晶体渗透压改变而引起眼屈光改变，患病孕妇可出现视力模糊。

(2)评估糖尿病孕妇有无产科并发症，如低血糖、高血糖妊娠期高血压疾病、酮症酸中毒、感染等。

(3)确定胎儿宫内发育情况，注意有无巨大儿或胎儿生长受限。

(4)分娩期重点评估孕妇有无低血糖及酮症酸中毒症状，如心悸、出汗、面色苍白、饥饿感或出现恶心、呕吐、视力模糊。呼吸快且有烂苹果味等。

(5)产褥期主要评估有无低血糖或高血糖症状，有无产后出血及感染征兆，评估新生儿状况。

(6)妊娠期糖尿病酮症酸中毒的处理。在检测血气、血糖、电解质并给予相应治疗的同时，主张每小时应用小剂量胰岛素 0.1 IU/kg 静脉滴注。每 1～2 h 监测血糖 1 次。血糖≥13.9 mmol/L，应将胰岛素加入 0.9%氯化钠注射液静脉滴注，血糖≤13.9 mmol/L，开始将胰岛素加入 5%葡萄糖氯化钠注射液中静脉滴注，酮体转阴后可改为皮下注射。

（三）用药护理

1.常用的胰岛素制剂及其特点

(1)超短效的人类胰岛素类似物：门冬胰岛素，目前在国内市场有较高的应用价值。美国食品药品监督管理局(SFDA)已批准在妊娠期间使用。它具有见效快、持续时间短的特点。它的降糖效果最好，也是最强的降糖效果，不容易出现低血糖。

(2)短效胰岛素：具有起效迅速，调节方便，可用于皮下、肌肉及静脉给药等多种途径。

(3)中效胰岛素：是一种由鱼精蛋白、短效胰岛素、锌离子组成的悬浮液体，不能通过静脉给药，只能通过皮下给药。在注射之后，需要在体内的蛋白酶的催化下，将胰岛素从鱼精蛋白中分离出来，然后释放出来，才能发挥其生物作用。它具有起效缓慢、药效持久、降糖作用减弱等优点。

(4)长效胰岛素类似物：地特胰岛素也已经被国家市场监督管理总局批准应用于妊娠期，可用于控制夜间血糖和餐前血糖。静脉注射胰岛素后能使血糖迅速下降。半衰期 5～6 min，故可用于抢救糖尿病酮症酸中毒 DKA。

(5)妊娠期间胰岛素的服用要点：①初次服用胰岛素，以 0.3～0.8 IU/kg 为宜，以低剂量为宜。每日计划服用的胰岛素应该以早餐前、中餐前、晚餐前为准，三餐前为准。治疗效果可在 2～3 d 内进行，在达到血糖控制指标之前，可适当增加或减少 2～4 IU，或者不超过每日胰岛素用量的 20%；②在胰岛素治疗过程中，早起或空腹的高血糖处理：早起现象、早起现象及 Somgyi 现象都会引起高血糖。如果出现了 Somgyi 现象，就需要在睡觉前适当的增加中效胰岛素的用量；③妊娠各阶段人体胰岛素需求情况：孕中期和孕晚期胰岛素需求量均有一定差异；在孕 32～36 周为高峰，36 周以后则略有降低，因此在孕 32～36 周时，需根据患者的血糖情况，适时调整胰岛素的用量。

2. 口服降糖药在 GDM 孕妇中的应用

(1)格列本脲(GDM)：是目前最常用的 GDM 口服降血糖药物，其作用靶点是胰脏，99%为蛋白质结合态，很少透过胎盘屏障。当前的临床研究表明，Glybenclamide 与 GDM 患者在妊娠中晚期均有相同的效果，但 Glybenclamide 更简便，更廉价。但是服用这种药物后，会出现孕妇出现恶心、头痛、低血糖等症状，需要进行光治疗的可能性也会增加。

(2)二甲双胍，能提高胰岛素的敏感性，本研究结果表明，在孕早期使用，不会对胎儿造成任何不良影响，并且在多囊卵巢综合征的治疗中，对维持早孕有很大的帮助。但因其具有穿透胎盘屏障的能力，在孕中晚期使用对胎儿的长期安全性仍需进一步研究。

女性怀孕期间不能服用降糖药，因为这是因为磺胺类和双胍类降糖药可以穿过胎盘，对胎儿有一定的毒性。在孕期，如果不能通过饮食来控制，那么就需要用胰岛素来治疗，以防止出现低血糖和酮症酸中毒。对于显性糖尿病的孕妇，应该在怀孕之前就开始使用胰岛素治疗，同时还要注意用药的时机、剂量和使用方法。

(四)分娩期护理

分娩时，应严密监测血糖、密切监护胎儿状况，妊娠期糖尿病孕妇在分娩过程中，仍需维持身心舒适，给予支持以减缓分娩压力。

1. 分娩时间

(1)GDM 孕妇，在没有使用胰岛素，且血糖达到标准的情况下，如果没有母子并发症，可以在密切观察下等待预产期，在预产期内还没有生产的，可以进行引产，终止妊娠。

(2)对有 PGDM 和胰岛素治疗的 GDM 孕妇，如果血糖控制好，没有母子两种并发症，可以在怀孕 39 周后进行严格的监护下结束怀孕；对未得到良好控制的患者，以及对孕妇和胎儿发生的患者，要立即住院观察，并根据患者的情况确定是否应该终止妊娠。

(3)对有微循环疾病或有难产史的糖尿病患者，必须密切监测，并在适当的时间内选择合适的终止妊娠时间。

2. 怀孕并有糖尿病的孕妇

一般都不适合剖宫产，如果出现胎位异常、巨大儿或者病情比较严重的情况，需要终止怀孕的时候，一般都会选择剖宫产，而且要做好手术前的准备。在胎儿发育良好、子宫颈口状况良好的情况下，可选择顺产。在选择阴道分娩的同时，要做好生产计划，并在生产过程中严密观察孕妇的血糖、宫缩和胎心率的变化，以防止生产程过长。选择剖宫产时，应以合并有重度微循环的糖尿病患者或其他产科适应证为宜。孕妇孕期血糖控制不佳，胎儿偏大(特别是胎儿体重小于 4 250 g 的情况下)，或者是有过死胎。对于有过死产史的妇女，可适当放宽其手术指征。

(五)心理护理

因为在认识到糖尿病对母儿的危害之后，妊娠期糖尿病孕妇可能会因为无法完成"确保自己及胎儿安全顺利地度过妊娠期和分娩期"这一母性心理发展任务，而导致焦虑、恐惧及低自尊的反应，严重者会导致身体形象失调。如果在怀孕分娩过程中出现了不顺利的情况，对胎婴儿造成了不利的影响，那么孕妇的心理压力就会更大，因此，护理人员应该为她们提供多种沟通的机会，并鼓励她们一起探讨她们面临的问题和她们的心理感受。以正面的态度来应对应激，帮助人们理清不正确的想法与行动，从而提升身心的健康。

(六)健康指导

(1)宣教妊娠、分娩经过，提高母婴健康共识。

(2)指导实施有效的血糖控制方法，保持良好的自我照顾能力。

(3)预防产褥感染，鼓励母乳喂养。

(4)指导产妇定期接受产科和内科复查，重新确诊。

七、注意事项

(1)注意妊娠期糖尿病孕妇的管理，特别是饮食管理和药物治疗。

(2)重视酮症酸中毒的预防及早期识别。

(3)胰岛素使用的各项注意事项。

(4)注意对胎儿发育、胎儿成熟度、胎儿状况和胎盘功能等检测，必要时及早住院。

八、病　例

患者刘某，女性，36 岁，已婚，停经"36^{+3}周，阴道流液 2 h"，于 2022 年 4 月 17 日以"①G_3P_0宫内孕 36^{+3}周，双胎妊娠，胎膜早破；②妊娠期糖尿病"收住入院。

现病史：既往月经不规律，12 岁月经初潮，4～5/35～50 d，量适中，色暗红，轻微痛经现象，末次月经 2021 年 8 月 4 日(核算后)，经色、经量同以往月经，预产期：2022 年 5 月 11 日。患者自结婚以来，因胚胎停育行清宫术 1 次，因宫外孕行腹腔镜手术 1 次，之后外院检查提示卵巢功能异常，双侧输卵管堵塞，于 2021 年 8 月 20 日行胚胎移植术，术后予以保胎对症治疗，孕期定期在我院及外院进行产检。2022 年 1 月 27 日在我院行 OGTT 试验，诊断为妊娠期糖尿病，经内分泌专科就诊后，建议患者控制饮食，定期监测血糖，后期血糖控制情况良好。入院前 2 h 无明显诱因出现阴道流液，遂急诊入院，以"①G_3P_0宫内孕 36^{+3}周双胎妊娠(IVF-ET 术后)，胎膜早破；②妊娠期糖尿病"收住。患者孕期无毒物及放射线接触史，孕期精神、睡眠及大小便正常，体重共增长 12.5 kg。2022 年 4 月 17 日 8：45 在蛛网膜-硬膜外复合麻醉下行子宫下段剖宫产术，手术顺利，术中娩出一男婴(3.21 kg)、一女婴(2.33 kg)，均评分 10 分。术中出血约 400 mL，术后予抗炎对症治疗。

既往史：既往发现多囊卵巢综合征 3 年多，否认肝炎、结核、疟疾病史，否认高血压、糖尿病、心脏病史，否认输血史、药物过敏史(本次入院头孢唑林钠皮试阳性)。否认近期与急、慢性传染病患者密切接触史，否认疫区、疫情、疫水接触史。否认家族性遗传病史。

(一)护理体检

1. 一般情况

T：36.5℃，P：95 次/min，R：24 次/min，BP：102/58 mmHg。神志清，精神好，心肺未闻及明显异常。患者日常生活自理能力评分 75 分(自理能力等级：轻度依赖)，住院患者跌倒风险评分 15 分(低度风险)，成人压力性损伤评分 17 分(低度危险)，VTE 评分 3 分(高危因素)。

2. 专科检查

腹部略膨隆，腹部伤口无渗血感染，宫底脐上两横指，轻压痛，恶露量中等，色暗红，无臭味。

3. 乳房检查

乳房正常，无硬结，挤压乳晕有少量乳汁分泌。

(二)辅助检查

1. 胎儿彩超(4 月 17 日)

胎头双顶径 7.9～9.3 cm，头围 29.6～32.9 cm，腹围 32.7～33.9 cm，股骨径 6.4～6.7 cm，每分钟胎心音 152～154 次，左侧壁/右前壁胎盘Ⅱ°～Ⅲ°，胎儿颈部探及"U"形压迹，羊水深度分别为 4.6～5.4 cm。

2. 血　型

B 型，RH 阳性。

3. 术前凝血检查(4 月 17 日)

凝血酶原时间 12.80 s，纤维蛋白原 3.63 g/L，凝血酶时间 15.70 s。

4. 血常规分类

见表 8-1。

表 8-1　血常规分类

日期项目	白细胞计数 (10^9/L)	中性粒细胞百分比(%)	淋巴细胞百分比(%)	红细胞计数 (10^9/L)	血红蛋白浓度 (g/L)
2022 年 4 月 17 日	6.57	71.8	20.4	4.01	127
2.22 年 4 月 17 日	8.41	90.4↑	7.5↓	3.97	125
2022 年 4 月 19 日	7.52	69.7	19.9↓	3.43↓	110↓

5. 血糖监测

见表 8-2。

表 8-2　血糖监测

时间	项目		结果
2022 年 1 月 27 日	OGTT 试验	空腹血糖	4.51 mmol/L
		75 g 糖后 1 h	10.42 mmol/L↑
		75 g 糖后 2 h	8.71 mmol/L↑
2022 年 2 月 10 日	OGTT 试验	空腹血糖	5.53 mmol/L↑
		75 g 糖后 1 h	8.16 mmol/L
		75 g 糖后 2 h	6.61 mmol/L
2022 年 3 月 8 日	空腹血糖		5.6 mmol/L
2022 年 4 月 1 日	空腹血糖		5.61 mmol/L
2022 年 4 月 17 日	随机血糖		4.9 mmol/L
2022 年 4 月 19 日	晚餐后 2 h		7.5 mmol/L
2022 年 4 月 20 日	空腹血糖		5.6 mmol/L↑

(三)目前诊断

(1) G_2P_2 宫内孕 36^{+3} 周双胎妊娠(IVF-ET 术后)，胎膜早破，子宫下段剖宫产术后。

(2) 妊娠期糖尿病。

(3) 妊娠合并肥胖(BMI：30.84 kg/m²)。

(4) 妊娠风险评估：较高风险(橙色)。

(四)目前治疗

患者入院后积极完善相关化验检查，于 4 月 17 日 8：45 在蛛网膜下-硬膜外复合麻醉下行子宫下段剖宫产术，现术后第 3d，给予益母草 2 mL 肌注，每日二次；生血宝 15 mL 口服，每日三次；气压治疗，每日一次；腹部烫熨，每日二次；低频脉冲＋电子生物反馈治疗，每日一次。

第三节　乳腺癌的护理

在乳癌的治疗中，外科手术是最主要的方法，因此，对乳癌患者进行围术期的护理，可以有效地改善手术的疗效，并有助于患者的恢复。因为乳腺癌根治术需要切除胸大肌和胸小肌，并对腋窝淋巴结进行清扫，所以它的切除范围很大，对组织的破坏也很大，在术后很可能会引起患侧上肢水肿和疼痛，严重者还会出现肌肉萎缩，肩膀活动受到限制，从而对上肢的功能产生很大的影响，给患者带来很大的痛苦。结果显示，在手术后的早期，对患者进行及时、正确的功能训练，可以使患者的肢体得到最大程度的康复。

一、术前护理

要对患者的身体状况、心理状况等进行全面的评估。积极地与患者进行交流，帮助患者和家属消除他们的担心，建立一个良好的医患关系，让患者对自己有信心，克服恐惧癌症的心理，以一个积极的心态来接受手术。在手术前要做好相应的检查工作，要对患者的局部肿块的大小、有无淋巴结转移、身体状况等有无贫血、消度等症状。对人体的承受力进行了准确的评价，对术区的皮肤进行了充分的准备，注意个人卫生，术前 12 h 内不能进食，4 h 内不能喝水，并向患者讲述手术过程；教导患者如何进行功能训练，如何深呼吸，如何有效的咳嗽，如何排痰，从而有效的预防手术后的肺部并发症，避免疤痕挛缩对患肢功能的影响。指导患者手术后如何正确穿脱衣服；告知患者手术后放置负压引流的意义及相应的护理措施；建议患者尽早做康复训练，并加强对患肢的保护。

二、术中护理

患者在进入手术间时，心理上都会有一定的紧张、害怕等情绪。护理人员要在麻醉医生的帮助下，对患者进行解释、安抚，帮助患者顺利完成手术。一般情况下，乳腺癌的手术都是将整个肿瘤切除，然后送去快速的冰冻切片，然后根据病理和活检的结果来确定下一步的手术计划，一般需要 30 min 左右。这时候，巡回护士要多加照顾患者，做好患者的保暖工作；做好手护理工作时，要将手术器械摆放整齐，检查器械是否有破损或遗失，为下一次手术做好准备。

三、术后护理

(一)一般术后护理

1.坐 姿

回到病房后，护士们要按照手术中的麻醉剂来选择合适的坐姿，如果是硬膜外麻醉，就应该平躺 4~6 h，如果是全身麻醉，就应该取下枕头，仰面躺下，但是头部要向一侧倾斜，才能恢复意识；手术 6 h 后，如果患者的血压比较平稳，可以采取半卧位，降低隔膜的高度，有利于患者的呼吸和伤口的引流。

2.密切关注患者的情况

患者在手术后，要密切注意患者的生命体征，并正确地做好记录，以便发现不正常的情况，及时采取相应的措施。在手术后的 3~4 d，患者的体温有可能超过 38.5℃，这时可以用退烧药或者物理降温来治疗。5 d 以后才会有高热反应，就要考虑是不是感染了。建议患者多做深呼吸，有效的咳嗽，排痰，改变患者的体位，如果是痰液黏稠的患者，可以用雾化吸入来帮助排痰。在进行扩大根治术的时候，要特别关注患者的呼吸状况，如果出现了胸闷、呼吸困难的症状，就要对患者的肺部进行听诊，在需要的时候，要进行胸部 X 射线检查，以确定患者是否因为手术损坏了胸膜而导致了气胸。

3.切口的护理

观察切口周边有无红肿、发热、肿胀及疼痛，伤口有无渗出，出血等现象；由于乳癌患者的切口多采用压力包扎，所以在治疗过程中要特别注意上肢远端是否存在缺血；如果患者的皮肤发绀，皮肤温度较低，脉搏不能触及或不能清晰，说明由于包扎过紧，腋下的血管受到了压迫，此时应松开绷带；如果包扎松动或滑落，必须重新给包扎，以确保胸壁和皮瓣的紧密结合。

4.疼痛的护理

麻醉效果消失后，患者的伤口会有不同程度的疼痛，特别是当手术时，伤口会有明显的紧张感；护士要根据患者的疼痛持续时间、程度、性质和实际情况，采取适当的镇痛措施，例如：分散患者的注意力，音乐治疗，遵照医生的吩咐使用镇痛药物等。

(二)乳腺癌专科护理

1.患肢的护理

对患肢进行严密的观察，并在手术结束后对患肢进行适当的压迫和包扎。手术后 4 d，通常切开时，腋下基本与胸壁紧密接触。应该对伤口和患肢远端的血供进行仔细的观察，如果出现患肢脉搏摸不清、皮温低、颜色发绀、患者有局部肿胀、麻木的情况，说明包扎过紧，血管受压，要及时向医生汇报情况，并对局部敷料的松紧度进行调整，还要避免局部敷料过松起不到加压的效果，从而产生腋下积液，从而对伤口愈合造成影响。如果出现了皮肤颜色不正常，渗出液体，或者在组织下面有起伏的感觉，应该及时去看医生。手术结束后，为了改善淋巴结循环，应将患侧上肢抬高 15～30 cm。不能对患肢进行静脉注射或肌肉注射，也不能对患肢进行牵拉或压迫，以免受伤。为了避免腋下皮瓣的滑落，患者在 3 d 内必须固定住患肢。

2.乳房重建术的护理

乳房重建术患者一般采用低位半坐姿，屈膝，上半身上升 15°，下肢上升 15°，在膝盖下方放置一个柔软的枕头，以减轻腹部压力，有利于创面的愈合，并在床上躺 5～7 d。手术后要做好预防措施，给予抗炎、补充液体，并在 3～5 d 内使用小分子右旋糖苷进行抗凝治疗，避免出现血栓。在 72 h 之内，密切监视移植物区域的血运，观察是否出现苍白、发绀，可从"开窗"处的皮肤上进行指压，用手指或棉签轻轻按住移植物区域的皮肤，让其变得苍白，再快速松开，1～2 s 后，正常的皮肤就会重新变得红润。若血流速度较快，说明静脉血流不畅；若血流速度较慢，且持续 5 s 以上，则说明存在动脉栓塞的可能性。每 1 h 在24 h 之内进行一次检测；24～48 h 一次，2 h 一次；术后每隔 48～72 h 复查一次，同时对皮瓣的温度、颜色及肿胀情况进行详细的记录，一旦有异常情况，应立即告知医师进行相应的治疗。选择乳房假体植入乳房再造手术方式，在术后 7 d，要指导患者进行胸部按摩，在手术后 7 d，要开始进行胸部按摩，方法是将乳房尽量向上、内、外 3 个方向推挤，维持 10 s，坚持 5 min，刚开始会有一些痛苦，但是要在能够承受的范围内进行；从第 1 个月起，每日早晚各 2 次，从第二个月起，每日晚上各 1 次，连续 1 年；在 1 年之后，这种方法被无规律地使用。胸部推拿能拉松假体周边被包膜的纤维，能有效地降低被包膜的挛缩，使乳房变得更柔软、更逼真，因此要坚持。

3.引流的护理

用一次性负压瓶子连续引流，并在胸骨旁及腋下各留一条引流管，以抽干伤口内的积血及液体，防止移植后皮瓣及被移植皮肤的坏死。应该要注意对引流液的性质和量进行观察，并且要妥善固定引流管，避免过度牵拉，防止受压、扭曲、堵塞及滑脱，更不能随意拔除，通常在术后 4 d 就可以拔出胸骨旁引流管，7～10 d 就可拔出腋下引流管，通常在拔管后的第 2 d，就应该对皮瓣下有无积液进行观察。

4.引流管的护理

手术后应将引流管固定好，并将引流管放置在最低位置，并将引流管的压力设定在20 mmHg；需要注意避免引流管的滑脱、牵拉、扭曲、受压、堵塞等情况发生，为了保持引流管的通畅，每个小时需要进行一次逆向挤压。还需要观察引流液的性质、颜色和容量等，第 1 日的引流液是鲜红色的，大约在 200 mL，以后一日会减少 1/2，通常到了第 5 日就可以把引流管取出来了。如果出现了引流液的颜色变深、流量变大、伤口又红又热、肿胀等症状，需要立即向医生报告，并进行协调。

5.饮　食

手术后患者的饮食是很重要的，除了要增加卡路里，还要增加蛋白质、维生素和无机盐，这样才能加速组织的发育和伤口的愈合，从而加快患者的恢复。

四、术后并发症的护理

(一)乳腺癌术后常见并发症

1.皮瓣坏死症

皮瓣坏死症多为创面包扎不当，皮瓣太薄，皮瓣张力过大，术区皮肤被电刀灼伤而引起，为此，建议在锁骨下和腋下用止血纱布包扎，在引流管道所能到达的部位不进行压力包扎。

2.皮肤上的渗出

淋巴管积液多为淋巴管瘘管所致，手术时要尽可能地将显露出来的淋巴管结扎。血肿多为术中未及时有效止血所致，术中应尽可能地将显露出来的淋巴管进行结扎。积血多与手术中没有及时止血有关，手术中要注意及时止血，手术后对于凝血功能较差的患者要及时服用止血药物。

3.患侧肢体水肿

乳癌手术后出现淋巴水肿，对患者的生存质量有很大影响。乳腺癌术后患肢肿胀的产生机理：在临床上，乳腺癌最常用的手术方法是改良根治术，由于手术切除了大部分的淋巴组织，导致远端淋巴管堵塞，淋巴回流受到阻碍，淋巴液在皮下脂肪层堆积，从而造成组织肿胀、皮下纤维结缔组织增生，脂肪硬化，四肢增粗，晚期，皮肤变得越来越厚、硬化，表皮层过度角质化，粗糙，形貌像大象的皮肤，也被称为象皮肿。在乳癌手术后，有淋巴水肿的患者，其心理及身体状况都比没有淋巴水肿的患者要差。在乳癌患者中，腋下淋巴结清扫被认为是最有可能引起淋巴水肿的一个因素。淋巴水肿是一种慢性、渐进性疾病，一旦出现，往往难以控制，病情加重后难以治愈，容易反复发作，故早期发现和早期干预非常重要。在治疗上肢水肿的时候，要注意让患者注意保护好患肢臂，防止出现皮肤损伤和感染的情况，要尽可能的穿宽松，纯棉开襟衫，必要的时候还要戴上保护手套。在医生的指导下，对患者的病情进行监测，争取患者的家属的支持，对患者的患肢多进行向心按摩。

4.切口断裂

切口断裂较少见，多与患者营养不良有关，拆线时间过早，或运动过度。身体较弱的患者在手术前要注意饮食的调整，多吃富含维生素的食品。此外，护理人员在手术后要详细地向患者说明其运动训练方案，提倡循序渐进、因材施教，不能操之过急、盲目地进行过度运动。

(二)乳腺癌常见并发症护理措施

1.一般措施

避免任何可能导致患侧上肢淋巴管阻塞的因素，例如，长期受压、下垂、感染或外伤等。日常生活中一定要把患肢抬起来，睡觉的时候可以用枕头把手臂垫高，不要在患侧上肢测血压，也不要让患肢负重、采血输液等。

2.上肢功能锻炼

(1)上肢运动功能障碍程度评估：①轻度：上肢外展角度、上举高度相当于术前的90%，手背伸到T_{12}处，肌肉力量达到4级或更高；②中度：上肢外展角度和上举高度与手术前基本一致，手背伸直能达到L_6和T_{12}，肌肉力量在3级以上；③中、重度：上肢外展角和抬举高度较术前下降50%～80%，肘部无法直立，前臂和上臂之间的夹角超过120°；肌肉力量二级，从背部伸出的手能摸到骶骨；④重度(满足以下任何一个要求)：上肢外展角抬高高度小于手术前的 50%；肘部不能保持直立，前臂和上臂之间的角度小于 120°；肌肉力量一级，从后面伸出的手能摸到尾巴下部。手术后适当的活动可以帮助辅助淋巴管的形成，从而替代手术中损伤的部分血管。注意不要做太多的运动，否则会引起疲劳，不要让伤口和管子承受过大的压力。

（2）上肢及活动方式：①向心推拿：患者站立，将患肢抬起，两只手呈圆圈状，从远端到近端，在疤痕上、上方、下方、上方、下方轻轻按压，向心推拿上肢，使其血管循环加快，每次按压 15 min，每日 3～4 次。在按摩过程中，应尽量用柔和的手法，来改善局部的血液循环，放松紧绷的肌肤，从而加快浮肿的消除；②举高练习：面朝墙壁，尽量用手触摸墙壁的一定高度，这样可以放松上肢的皮肤；③外伸动作：双手十指交叠，放于头后，尽量使肘部向后震动，以牵引胸部的皮肤。然后双手紧握成拳头，双臂向外伸展，反复数次；④肩关节锻炼：以肩关节为核心，使上肢作前、后、左、右的动作，逐步增加动作的幅度，直至不痛为止。

3.预防皮下积液的护理

（1）第 1 支引流导管放置在腋下，并沿着背阔肌群的前缘，从侧向皮瓣的破洞中抽出；第 2 个植入物放置在锁骨下方，并沿着胸廓内边缘行入，在切口的底部取出来。

（2）加强引流管的护理：正确地将引流管固定好，防止其滑落，以免使引流管受到挤压、折皱、堵塞或扭曲，并维持在负压的情况下。

（3）严格把握拔管的适应证，24 h 内引流不超过 20 mL，伤口内没有渗出液体，伤口皮肤与胸壁紧密接触，才能拔管。3～7 d 后拔除气管导管，视情况而定。如果引流的液体还是很多，可以适当地延长侧皮瓣下的留置引流的时间。在拔管后的 2～3 d 内要仔细观察局部皮瓣有没有隆起，摸起来有没有浮动的感觉，如果出现这种情况，就需要及时进行抽吸、置管和加压。

（4）胸带加压包扎：对伤口的包扎要有适当的松紧，这样才能让皮瓣和胸壁的伤口保持适当的接触，这样才能保证伤口的舒张性，否则，包扎太松，不仅不能清除堵塞的腔隙，太紧，不仅会影响患者的呼吸，而且还会影响皮瓣的血运，造成皮瓣的坏死。手术结束后，应注意绷带的松紧，有无松动，及时更换绷带，并对受术肢的远端血运和肿胀进行了密切的观察。如果出现皮肤发绀、体温降低、脉搏微弱等症状，说明腋下动脉受到了压迫，需要立即调节胸带的松紧，才能使患侧上肢的血液循环得到改善。

4.预防皮瓣坏死护理

（1）手术后，暂时不用压迫，每日 2 次，每日 2 次，然后用 20 mL 的生理盐水和 20 mg 的山莨菪素湿润，3～4 d 后，用一块很厚的胸带纱布进行压迫包扎。在包扎的时候，将绷带松软、均匀地包在一起，因为松弛的绷带有一定的弹性，所以不会对皮瓣造成太大的压力，从而影响到血液循环。

（2）皮下液体的渗出阻碍了皮瓣与胸壁间的血运，造成了皮瓣的坏死。所以，除了对伤口进行适当的包扎之外，还要保证腋下引流的畅通，并且要时刻注意有无持续的负压。

（3）密切关注创面状况，若有深色或淡白色，则为皮瓣坏死，需立即进行治疗。

乳腺癌是一种严重威胁妇女生命健康的重大疾病，其手术方式多为根治。但是，在进行乳腺癌根治手术时，由于要切除脂肪组织、锁骨和腋下淋巴管，会对上臂淋巴管的回流造成损害，而且手术后需要对患侧肢体进行固定，会导致上肢水肿等症状。与此同时，因为术后创面结疤、伤口疼痛等原因，可能会对患者患侧上肢的功能造成严重的影响，主要表现为肩关节的活动度下降，如果没有能够及时地进行有效的康复训练，会对患者的预后的生活质量和身心造成很大的不利影响。乳腺癌手术要清扫患侧腋窝淋巴结，加之术后加压包扎及不同程度的瘢痕形成，会在一定程度上造成患者上肢淋巴回流不畅，引起患侧肢体水肿，造成患侧上肢的功能障碍，因此术后早期功能锻炼对患侧肢体功能恢复极为重要。

参考文献

[1]于卫华.护理常规[M].合肥：中国科学技术大学出版社，2017.

[2]王霞.常用临床护理技术[M].郑州：郑州大学出版社，2015.

[3]章雅青，王志稳.护理研究[M].北京：北京大学医学出版社，2016.

[4]张世友，刘素碧.内科护理[M].北京：人民卫生出版社，2015.

[5]于红.临床护理[M].武汉：华中科技大学出版社，2016.

[6]张晓念，肖云武.内科护理[M].上海：第二军医大学出版社，2015.

[7]徐筱萍，赵慧华.基础护理[M].上海：复旦大学出版社，2015.

[8]高平.实用临床护理规范及技术[M].北京：科学技术文献出版社，2015.

[9]王洪飞.内科护理[M].北京：科学出版社，2017.

[10]史铁英.急危重症临床护理[M].北京：中国协和医科大学出版社，2018.

[11]谢芳.妇产科常见病诊疗与护理[M].昆明：云南科技出版社，2018.

[12]蒋蓉，蒋文春.疾病护理常规[M].北京：人民卫生出版社，2018.

[13]乐俊.临床内科常见疾病的诊疗与护理[M].昆明：云南科技出版社，2018.

[14]杨霞，孙丽.呼吸系统疾病护理与管理[M].武汉：华中科技大学出版社，2016.

[15]叶志霞，皮红英，周兰姝.外科护理[M].上海：复旦大学出版社，2016.

[16]潘瑞红.专科护理技术操作规范[M].武汉：华中科技大学出版社，2016.

[17]彭瑛.全科护理[M].昆明：云南科技出版社，2018.

[18]陈长香.综合临床护理技术操作规程[M].北京：北京大学医学出版社，2018.

[19]吴惠平，付方雪.现代临床护理常规[M].北京：人民卫生出版社，2018.